U0352213

国家"十三五"重点规划图书

"识标准 知生活"全民标准知识普及丛书

宝贝儿最好这样吃

李佳洁 主编

中国质检出版社
中国标准出版社
北京

图书在版编目（CIP）数据

宝贝儿最好这样吃 / 李佳洁主编 . —北京 : 中国
标准出版社 , 2018.3（2020.10 重印）
（"识标准 知生活"全民标准知识普及丛书 /
中国标准出版社组织编写）
ISBN 978-7-5066-8568-9

Ⅰ . ①宝… Ⅱ . ①李… Ⅲ . ①儿童－饮食营养学

Ⅳ . ① R153.2 中国版本图书馆 CIP 数据核字 (2017)

第 308851 号

中国质检出版社
中国标准出版社 出版发行
北京市朝阳区和平里西街甲 2 号 (100029)
北京市西城区三里河北街 16 号 (100045)
网址：www.spc.net.cn
总编室：(010)68533533 发行中心：(010)51780238
读者服务部：(010)68523946
中国标准出版社秦皇岛印刷厂印刷
各地新华书店经销
*
开本 880×1230 1/ 32　印张 4.75　字数 112 千字
2018 年 3 月第一版　2020 年 10 月第二次印刷
*
定价 23.00 元

编委会

主　编

李佳洁

副 主 编

李江华　吕 杰　徐 然

编写人员（以姓氏笔画为序）

王雪琪　司丁华

孙晓宇　张　鹏

李 丹　阿 然

郭林宇

前 言

　　儿童时期是人体生长发育的关键时期，儿童的健康成长需要优质、安全的食品来保障。儿童食品安全不仅决定着每个儿童的生命安全和每个家庭的安宁，还决定着全社会的稳定和整个民族的未来，是国家的"头等大事"。家长在保障儿童食品的安全中扮演着重要角色，家长了解儿童食品，为儿童选购、制作并教会儿童自己购买、制作营养和安全的食品，对儿童健康成长有着积极的意义。

　　本书立足于帮助家长群体以及所有关注儿童食品的人士，有针对性地解答了当前家长普遍关注和容易困惑的问题。全书首先介绍了儿童食品的基本知识，然后按照儿童成长的规律划分年龄阶段，依次对0～2岁、2～5岁、6～17岁的儿童膳食的质量、安全、选购和食用等方面的热门和重要问题进行了解答。本书采用了丰富的图画和实例，语言生动活泼，有助于读者快速理解和掌握。

　　囿于编者的水平有限，书中如有不当之处，敬请读者批评指正。

编者

2018年2月

目 录

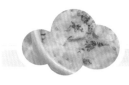

儿童食品知多少

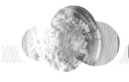

咿呀学语掌上宝

0～2岁婴幼儿喂养

认识婴幼儿主食

质量与安全

选购与食用

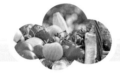

蹒跚学步小精灵

 认识婴幼儿辅食

质量与安全

选购与食用

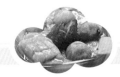家有儿女初长成

 认识 2 ~ 5 岁学龄前儿童膳食

质量与安全

选购与食用

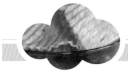

我是快乐读书郎

认识6～17岁学龄儿童膳食

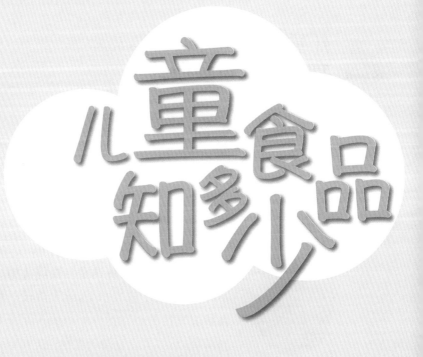

儿童食品知多少

了解儿童营养需求

儿童成长有哪几个重要阶段？

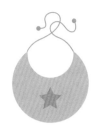

婴幼儿期（0～2岁）

这一阶段构成生命早期1000天关键窗口期三分之二的时长，该阶段的良好营养和科学喂养是儿童体格生长、智力发育、免疫功能等近期和远期健康最重要的保障。

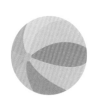

学龄前期（2～5岁）

此阶段生长发育速率与婴幼儿相比略有下降，但仍处于较高水平，这个阶段的生长发育状况直接关系到青少年和成人期发生肥胖的风险。2～5岁儿童摄入食物种类和膳食结构已开始接近成人，是饮食行为和生活方式形成的关键时期。

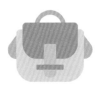

学龄儿童少年期（6～17岁）

6岁起儿童进入学校教育阶段，生长发育迅速，两性特征逐步显现，对能量和营养素的需求量相对高于成年人。

儿童的营养需求
与大人有何不同？

　　儿童处于生长发育时期,营养需求比成人高。儿童时期生长发育迅速,代谢旺盛,除维持生命正常需要外,还需摄取机体生长发育需要的各种营养素与热能,所以需要的热能和营养素相对较成人多。营养素需求存在明显的个体差异。

K nowledge 儿童和成人营养需求量的差异

　　儿童对营养素与能量的需求比成人高,并非体现在每日摄入营养素总量上的不同,而是体现在单位体重对营养素的需求不同。比如,健康成人每日蛋白质需求为每千克体重1～1.5克,儿童则要达到每千克体重2～3克。

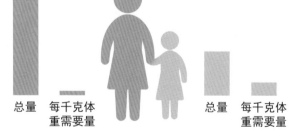

0～1岁婴儿的营养需求是什么？

0～1岁宝宝食物中应该含有充足的蛋白质、维生素、碳水化合物和矿物质，6个月以前主要靠母乳或配方乳粉提供营养。

热量：成人的2.5～3倍

婴儿对热量摄入量的要求大约是成人的2.5～3倍。在最初的6个月里，每千克体重需要大约0.419千焦的热量，6个月到1岁每千克体重需要的热量稍低于0.419千焦。

脂肪：母乳脂肪更易消化

母乳和配方乳粉中的脂肪含量大致相同，但是母乳中脂肪微粒稍小，因此更容易消化。

 PK

母乳脂肪　　　　乳粉脂肪

碳水化合物：母乳含量稍多

母乳和配方乳粉中都含有碳水化合物，只是母乳中含量稍多。

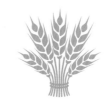

蛋白质：成人的3倍

婴儿对蛋白质的需求在最初12个月相应地比一生中的其他时间要多，是成人的3倍。

维生素：母乳缺 VD，还需日光浴

　　母乳不能为婴儿提供足够的维生素D。维生素D的主要来源是太阳光，它会刺激皮肤，使其产生维生素D。

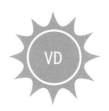

微量元素：注意添加铁

　　婴儿1岁以前，骨骼和肌肉生长迅速，因此婴儿比成人需要更多的矿物质，如钙、磷和镁。婴儿出生时体内所携带的铁含量足以维持到4个月大的时候。这之后，饮食中就需要添加铁了，通常是以食物的形式添加的，但是也可以铁添加剂的形式添加。母乳和牛奶中的铁含量都相当低；婴儿配方乳粉中通常添加了矿物质铁，可以从配料表上查到。

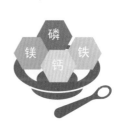

1～2岁幼儿
的营养需求是什么？

1～2岁是幼儿从断奶到普通膳食的过渡阶段。由于孩子的活动范围扩大，运动量加大，因而体内所需的能量、各种营养素也逐渐增多。

这时期宝宝的主要食物逐渐从以奶类为主转向以混合食物为主，对于刚刚开始接触正常膳食的宝宝来说，提供均衡而合理的饮食显得尤为重要，因为没有任何一种食物能够为宝宝提供全面的营养素。这时期，父母要格外注意宝宝饮食的安排，切勿造成营养素的缺乏，阻碍其身体和大脑的正常发育。

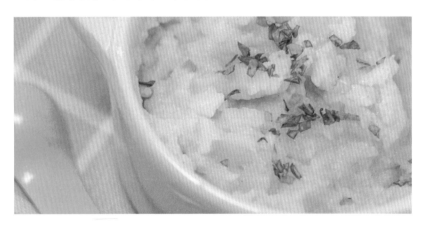

K nowledge
每日饮食"三餐两点"

此时宝宝的消化系统还未发育成熟，消化能力较弱，因而幼儿应以每日"三餐两点"为宜，即早中晚三餐吃正餐，早餐与中餐、中餐与晚餐之间增加辅食水果。

为维持正常生理功能和满足生长发育的需要,每日必须供给宝宝6种人体不可缺少的营养素,它们是蛋白质、脂肪、碳水化合物、维生素、矿物质和水。

蛋白质:生长发育不可少

蛋白质有构成组织细胞的主要功能,是生长发育必备的原材料。

脂肪:不应限制胆固醇

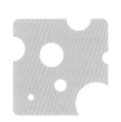

脂肪的作用是提供热量,调节体温,保护神经及体内器官,促进维生素吸收。在设计幼儿的营养菜单时,要记住胆固醇和其他脂肪对孩子的生长发育非常重要,所以在这个时期不应该限制。

维生素:VD 需求依然大

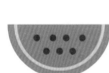
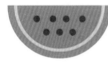

维生素是维持正常的生理功能和生长发育所必需的。其中最为重要的是维生素 A、维生素 B_1、维生素 B_2、维生素 C、维生素 D。维生素 D对这时期宝宝来说,需求是较大的。

矿物质:注意补充钙和碘

这时期的宝宝要格外注意钙质的补充,但由于身体各种机能还没有发育完善,消化能力较低,所以妈妈们最好不要过多地给小宝宝服用强化制剂。碘也是宝宝生长发育必需的一种非常重要的营养素,它与宝宝智能发展和体格发育密切相关。

2～5岁学龄前儿童的营养需求是什么？

2～5岁的学龄前儿童正处在生长发育阶段，新陈代谢旺盛，对各种营养素的需要量相对高于成人，合理营养不仅能保证他们的正常生长发育，也可为其成年后的健康打下良好基础。通过丰富的食物，可以给孩子提供适量的蛋白质、脂肪、维生素、无机盐等，且在每餐中这些营养素缺一不可。

蛋白质：需要格外关注

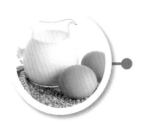

蛋白质对造就结实的身体极为重要，家长一定要格外关注学龄前儿童的蛋白质摄入量，蛋白质供应不足对智力的发展亦会产生影响。蛋白质在食物中主要存在于谷类、豆类、动物性食物中，而乳类依然在学龄前儿童食品中占有特殊的地位。

热能：注重个体差异

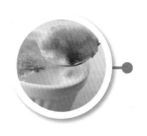

在热能供给上，也应注意热能需要的个体差异，需要根据宝宝的实际身体状况确定，要严格控制量，既要防止热能摄入不足，也要防止摄入过多发生肥胖症，这尤其需要年轻父母们把握好。

2～5岁宝宝的咀嚼能力已近乎完善，但是胃容量仅为250～350毫升，且肠胃功能仍未发育完善，所以仍不宜多食刺激性食物，可以让孩子进食一些粗粮类食物，以进一步促进宝宝的胃肠蠕动，促进肠胃功能的进一步完善。

6～17岁学龄期儿童的营养需求是什么？

6～12岁

6～12岁学龄期儿童生长发育逐渐平稳,体重每年可以增加2～2.5千克,身高每年可以增加4～7.5厘米,体格维持稳步增长,智力发育迅速,系统逐渐发育接近成人水平。这个时期应注意摄入优质蛋白质,钙、铁的摄入应丰富,以保证骨骼与肌肉的发育;此外,及时补充维生素A、维生素B、维生素D族,可促进孩子健康成长。

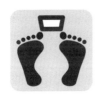

体重
每年增加2～2.5千克

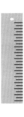

身高
每年增加4～7.5厘米

13～17岁

13～17岁的孩子进入青春期,生长发育进入第二个高峰,所以营养供给要求更高。男孩每日能量需求10046～11720千焦,女孩每日能量需求9627～10046千焦;除钙、磷、铁、碘外,应补充锌,以适应生长与性器官发育的需要。青少年维生素的需求也有所增加,B族维生素需要量的增加更为显著,对男孩更应注意供应充足。

女孩
每日9627～10046千焦

男孩
每日10046～11720千焦

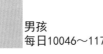

了解
儿童食品

什么是
儿童食品？

　　3岁以下儿童的食品称为婴幼儿食品，包括婴幼儿配方食品和辅助食品，我国有专门的质量与安全标准对其加以规范。但对3岁以上儿童来说，并没有专门的"儿童食品"，我国也没有专门针对3岁以上儿童食品的质量与安全标准。

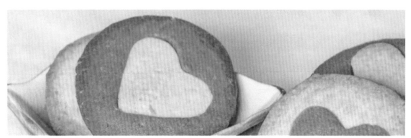

Knowledge
如何看待市面上的"儿童×××"食品？

　　目前市场上出现的儿童调味品(如儿童酱油、儿童味精等)、儿童面条、奶粉伴侣、儿童饼干等都是商家为博取家长们眼球而自行命名的，在配料用量上有一定的增添或减少，但与成人食品并无本质区别，并没有受到任何相关国家标准的制约和规范，家长们在选购时需要特别注意。

我国目前颁布了哪些
有关儿童食品的法规和标准？

《中华人民共和国食品安全法》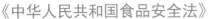

　　主要集中于 3 岁以下婴幼儿食品方面的规定,《中华人民共和国食品安全法》第四章第四节对婴幼儿食品的生产作出了相应的规定。

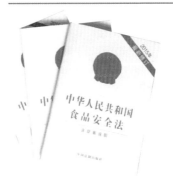

婴幼儿食品安全国家标准

　　GB 10765—2010《食品安全国家标准　婴儿配方食品》

　　GB 10767—2010《食品安全国家标准　较大婴儿和幼儿配方食品》

　　GB 10769—2010《食品安全国家标准　婴幼儿谷类辅助食品》

　　GB 10770—2010《食品安全国家标准　婴幼儿罐装辅助食品》

　　GB 22570—2014《食品安全国家标准　辅食营养补充品》

　　GB 25596—2010《食品安全国家标准　特殊医学用途婴儿配方食品通则》

　　GB 23790—2010《食品安全国家标准　粉状婴幼儿配方食品良好生产规范》

　　GB 5413.31—2013《食品安全国家标准　婴幼儿食品和乳品中脲酶的测定》等 11 个婴幼儿食品成分测定方法标准

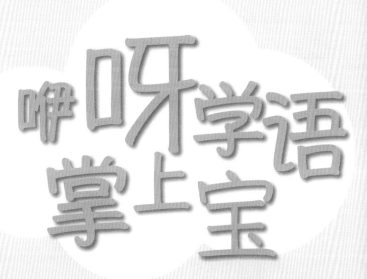

咿呀学语掌上宝

——0～2岁婴幼儿主食

认识
婴幼儿主食

什么是婴幼儿
最理想的食物？

母乳是婴幼儿最理想的食物，纯母乳喂养能满足婴儿6月龄以内所需要的全部液体、能量和营养素。

乳汁内含有碳水化合物、蛋白质、脂肪、维生素、矿物质等，对宝宝而言，母乳营养充足又均衡。

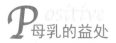

母乳的益处

易消化易吸收

母乳中的蛋白质和细小的脂肪粒，很容易被宝宝消化和吸收，令肠胃舒适；乳铁传递蛋白可以促进铁的吸收；钙和磷的比例合适，容易被宝宝吸收。

促进脑部及组织发育

母乳中的牛磺酸可以促进宝宝脑部发育。母乳中还含有促进组织发育的核苷酸、增强视力的DHA等。

除此之外，哺喂母乳的亲密接触可以刺激婴儿脑部发育及心智发展。

预防感染，降低过敏风险

母乳中的免疫球蛋白可以有效预防及保护婴儿免于感染及慢性病的发生；寡糖可以抑制肠道病菌增长和帮助消化；溶菌酶可以起到预防疾病的作用。

此外，母乳有利于肠道健康微生态环境建立和肠道功能成熟，降低感染性疾病和过敏发生的风险。7～24月龄婴幼儿继续母乳喂养可显著减少腹泻、中耳炎、肺炎等感染性疾病，以及婴幼儿食品过敏等疾病。

因此，世界卫生组织提倡婴儿出生后母乳哺育至少6个月，以保证婴儿生长发育、提高免疫力和预防传染疾病。

什么是
婴儿配方食品？

S Standard
什么是婴儿配方食品？

婴儿配方食品（infant formula）是指提供给年龄在0~12月婴儿的食品，以婴儿营养需要和母乳成分研究资料为指导，以牛奶或羊奶、大豆蛋白为基础原料，经过一定配方设计和工艺生产的，用于喂养不同生长发育阶段的健康婴儿。根据GB 10765—2010《食品安全国家标准　婴儿配方食品》的规定，婴儿配方食品主要包括乳基婴儿配方食品和豆基婴儿配方食品。

K Knowledge
什么是乳基和豆基婴儿配方食品？

乳基婴儿配方食品是以乳类及乳蛋白制品为主要原料，豆基婴儿配方食品是以大豆及大豆蛋白制品为主要原料，加入适量的维生素、矿物质和（或）其他成分，仅用物理方法生产加工制成的液态或粉状产品。适于正常婴儿食用，其能量和营养成分能够满足0~6月龄婴儿的正常营养需要。

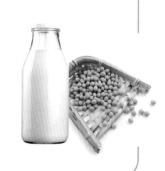

什么样的婴儿
需要配方食品？

当婴儿患有某些代谢性疾病；乳母患有某些传染性或精神性疾病；乳母因疾病治疗服用药物或化学物质；乳汁分泌不足或无乳汁分泌等原因，不能用纯母乳喂养婴儿时，应选择用配方食品替代母乳。

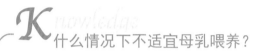

什么情况下不适宜母乳喂养？

婴儿患有某些代谢性疾病

如半乳糖血症、苯丙酮尿症等。

乳母患有某些传染性或精神性疾病

如活动性肺结核、乙型肝炎、急性乳腺炎等。

乳母因疾病治疗服用药物或化学物质

因疾病服药期间、接触有毒化学物质或农药、进行放射性碘治疗等。

乳汁分泌不足或无乳汁分泌

母乳无法满足宝宝的营养需求。

配方奶粉与普通奶粉
相比有哪些优势？

　　配方奶粉是根据人母乳的营养比例对动物乳成分进行改造,调整了其营养成分的组成、含量和结构,使产品的性能、成分及营养素含量接近人乳的奶粉。

配方奶粉的优势

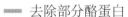

+ 增加乳清蛋白

− 去除部分酪蛋白

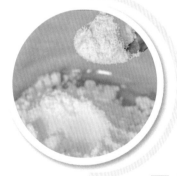

+ 增加乳糖,使含糖量接近母乳

− 降低了矿物质含量,以减轻婴幼儿肾脏负担

+ 添加了婴儿必需的多种微量元素、维生素、某些氨基酸或其他成分

− 去除了大部分饱和脂肪酸

+ 加入了植物油、DHA(二十二碳六烯酸,俗称脑黄金)、AA(花生四烯酸)

为什么婴儿配方食品
不能与母乳媲美？

婴儿配方食品虽然比普通奶粉具有更强的优势,也能够基本满足6月龄以内婴儿生长发育要求,但必须强调的是,无论经过怎样的配方设计和研发,任何婴儿配方食品都无法与母乳相媲美。

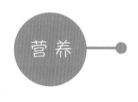

婴儿配方食品无法模拟母乳中独特的营养和生物活性成分体系,如低聚糖、乳铁蛋白、免疫球蛋白等很多未知的活性成分。

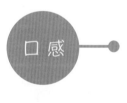

母乳喂养的婴儿可以随母乳体验母亲膳食中各种食物的味道,对婴儿饮食心理以及接受各种天然食物有很大帮助,这也是配方食品无法模拟的。

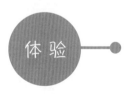

母乳喂养过程和奶瓶喂养过程给予婴儿的心理和智力体验是完全不同的。

什么是较大婴儿
和幼儿配方食品？

　　根据GB 10767—2010《食品安全国家标准　较大婴儿和幼儿配方食品》中的定义,较大婴儿和幼儿配方食品是以乳类及乳蛋白制品和/或大豆及大豆蛋白制品为主要原料,加入适量的维生素、矿物质和/或其他辅料,仅用物理方法生产加工制成的液态或粉状产品,适用于6～36月龄的较大婴儿和幼儿食用,其营养成分能满足正常较大婴儿和幼儿的部分营养需要。

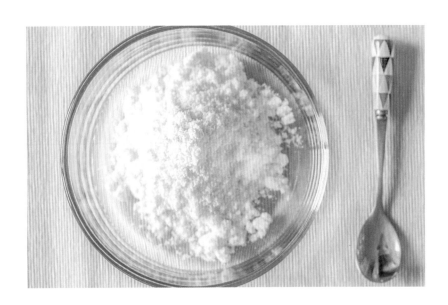

幼儿配方食品在必需成分上
与婴儿配方食品有哪些不同？

　　根据 GB 10767—2010《食品安全国家标准　较大婴儿和幼儿配方食品》和 GB 10765—2010《食品安全国家标准　婴儿配方食品》的规定,幼儿配方食品和婴儿配方食品在必需成分上的要求有以下不同:

总能量

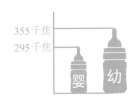

　　在必需成分提供的总能量上,幼儿配方食品要求即食状态下每100毫升所含的能量应在250~355千焦,婴儿配方食品的要求是250~295千焦。

蛋白质

　　幼儿配方食品中蛋白质含量要求为每100千焦含0.7~1.2克,婴儿配方食品的要求是0.45~0.7克。

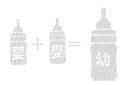

脂肪

　　幼儿配方食品中脂肪含量要求为每100千焦含0.7~1.4克,婴儿配方食品的要求是1.05~1.40克。

碳水化合物 ——————

与婴儿配方食品不同，幼儿配方食品没有对碳水化合物的含量进行规定。

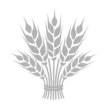

维生素 ——————

与婴儿配方食品不同，对维生素的要求方面，除了规定了维生素A和维生素D的上下限值，幼儿配方食品对其他大部分维生素的上限值都没有特别说明。

矿物质 ——————

对矿物质的要求方面，幼儿配方食品对各营养素的含量要求普遍比婴儿配方食品高，特别是对镁、钙、磷、碘没有设定上限值。

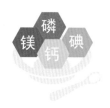

婴幼儿配方食品
还可以选择加入哪些成分？

GB 10765—2010《食品安全国家标准 婴儿配方食品》允许婴儿配方食品加入下表中一种或多种成分，并且规定了含量范围。

婴儿配方食品可添加的成分	含量（毫克/100千焦）
胆碱	1.7 ～ 12.0
肌醇	1.0 ～ 9.5
牛磺酸	≤3
左旋肉碱	≥0.3
二十二碳六烯酸（DHA）	≤0.5
二十碳四烯酸（AA）	≤1

胆碱 胆碱是一种强有机碱，是卵磷脂的组成成分。胆碱的主要作用是促进脑发育和提高记忆力，婴儿补充胆碱可以提高宝宝智力，缺乏胆碱可能会引起肝肾胰腺的生长紊乱及记忆障碍。

肌醇 肌醇是一种"生物活素"，它的主要作用就是帮助宝宝细胞新陈代谢，预防湿疹。肌醇对毛发生长也有一定帮助。

牛磺酸 — 牛磺酸对婴幼儿大脑发育、神经传导、视觉机能的完善、钙的吸收有良好作用,是一种对婴幼儿生长发育至关重要的营养素。牛奶中缺乏牛磺酸。

左旋肉碱 — 左旋肉碱在能量代谢中起着重要作用,特别是对于新生儿体内脂肪代谢起着至关重要的作用。它还可以提高婴儿冷应激机能,对早产儿也有重要意义。及时补充外源性左旋肉碱,可以提高早产儿体内左旋肉碱水平,维持机体的正常代谢,促进早产儿喂养的建立,使奶量增长顺利,完成进食。左旋肉碱是在母乳中天然存在的重要元素,没有母乳的情况下,可以从婴儿配方食品中补充。

DHA、AA — 长链多不饱和脂肪酸对婴儿可产生有益的作用,其中,二十二碳六烯酸(DHA)对婴儿脑、视网膜、皮肤和肾功能的完善有重要作用,花生四烯酸(AA)对婴儿的智力和神经发育以及视觉敏锐度也有重要影响,二者也是母乳中主要的长链多不饱和脂肪酸,因此可以在婴儿配方食品中添加。

硒和锰 — 幼儿配方食品中允许可选择加入的成分,除了以上6种成分以外,又新添加了硒和锰两种成分。硒是维持人体正常生理功能的重要微量元素,对宝宝的智力发育起着重要的作用,硒还具有排毒的功效,补硒对宝宝眼睛的正常发育也非常重要。锰作为人体必需微量元素,主要作用是促进骨骼生长发育,婴幼儿缺锰会影响其正常生长,并会造成骨骼畸形。

质量与安全

 ## 妈妈需不需要
进行母乳成分检测？

　　母乳成分检测主要是针对早产婴儿的。一个婴儿之所以早产，是因为母亲和孩子的身体总是处于某种异常状态。比如，早产婴儿的体重总是明显低于正常，而他们的母亲所产生的奶也具有很多不确定性。这种情况下，了解母乳组成是否符合婴儿的需求，就显得较为重要。

　　但是，这些检测，对于正常出生的婴儿并没有什么价值。

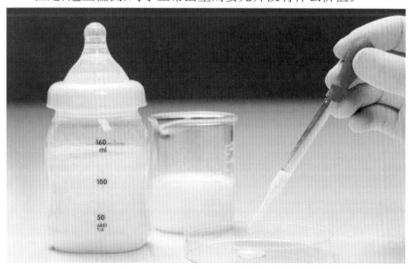

间接哺乳时，对吸出母乳的保存和使用有哪些注意事项？

吸出母乳的保存条件和允许保存时间见下表：

保存条件和温度	允许保存时间
室温保存	
室温存放 （20～30摄氏度）	4小时
冷藏	
存储于便携式保温冰盒内 （15摄氏度以上）	24小时
存储于冰箱保鲜区 （4摄氏度左右）	48小时
存储于冰箱保鲜区，但经常开 　关冰箱门（4摄氏度以上）	24小时
冷冻	
冷冻室温度保持于 －15～－5摄氏度	3～6个月
低温冷冻（低于－20摄氏度）	6～12个月

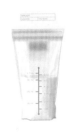

　　保存母乳时，无论室温、冷藏或冷冻保存，均需使用一次性奶袋或储奶瓶，或使用经严格消毒的储奶瓶，不要用玻璃瓶，以防冻裂。保存母乳时要详细记录取奶时间。

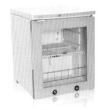

冷冻保存的母乳使用前宜置于冰箱冷藏室解冻，在冷藏室不要超过24小时，解冻的奶不宜再次冷冻。

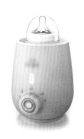

保存的母乳使用前，先将储奶袋或储奶瓶置温水加热，再倒入喂养奶瓶。对早产儿可在储存母乳倒入喂养奶瓶时，加入母乳添加剂，混匀溶解后再喂哺婴儿。

K*nowledge* 什么情况下才需要间接哺乳？

虽然母乳充足，但是有些情况下哺乳妈妈无法确保在婴儿饥饿时直接喂哺婴儿，如危重早产儿、哺乳妈妈上班期间等，此时只能采用吸奶泵定时将母乳吸出储存后间接哺喂的方式。

我国对婴幼儿配方食品安全是如何监管的？

我国对婴幼儿配方食品实行了严格的监督管理，《中华人民共和国食品安全法》中将婴幼儿配方食品作为特殊食品专门进行了规定。

2016年国家食品药品监督管理总局发布了《婴幼儿配方乳粉产品配方注册管理办法》（以下简称《办法》）。

有关婴幼儿配方食品安全方面的规定有：

 实行注册管理，严格限定申请人资质条件

只有具备相应的研发能力、生产能力、检验能力，符合粉状婴幼儿配方食品良好生产规范要求，实施危害分析与关键控制点体系，对出厂产品按照有关法律法规和婴幼儿配方乳粉食品安全国家标准规定的项目实施逐批检验的婴幼儿配方乳粉生产企业才能申请产品配方注册。

限制配方数量

要求每个企业原则上不得超过3个配方系列9种产品配方，旨在通过限制企业配方数，减少企业恶意竞争，树立优质国产品牌，让群众看得清楚，买得明白，真正得到实惠。

规范标签标识，解决宣传乱象

《办法》要求申请人申请注册时一并提交标签和说明书样稿及标签、说明书中声称的说明、证明材料，并对标签和说明书表述要求作出细致规定。不允许使用"进口奶源""源自国外牧场""生态牧场""进口原料"等模糊信息；不允许在标签和说明书中明示或者暗示"益智、增加抵抗力或者免疫力、保护肠道"等；不允许以"不添加""不含有""零添加"等字样，强调未使用或不含有按照食品安全标准不应当在产品配方中含有或使用的物质；不允许标注虚假、夸大、违反科学原则或者绝对化的内容；不允许标注与产品配方注册的内容不一致的声称等。

明确监管要求与申请人法律责任

奶粉新政的出台表示目前我国对奶粉的监管为史上最严。

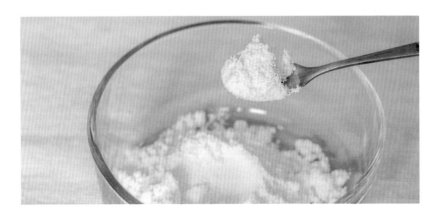

婴幼儿配方食品的原材料应符合什么要求？

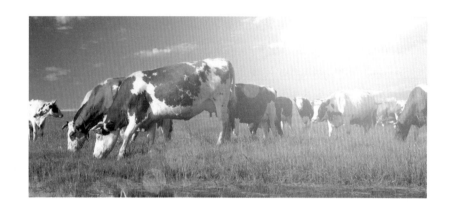

　　婴幼儿配方食品所使用的原料应保证婴幼儿的安全、满足营养需要，不应使用危害婴幼儿营养与健康的物质，如氢化油脂和经辐照处理过的原辅材料。

 不使用氢化植物油

 不使用经辐照处理过的原辅材料

　　婴儿所使用的原料和食品添加剂不应含有谷蛋白。主要原因是谷蛋白具有诱发婴儿过敏的危险。0～6个月的婴幼儿肠道比较娇嫩，消化道发育不成熟，免疫系统尚未发育完全，食用含有谷蛋白的奶粉后很容易诱发过敏反应。

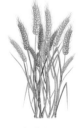

不含有谷蛋白

婴幼儿配方食品中
允许加入哪些食品添加剂？

GB 2760—2014《食品安全国家标准　食品添加剂使用标准》中对允许在婴幼儿配方食品中使用的食品添加剂进行了规定,允许加入18类安全性较高的食品添加剂,见下表：

食品添加剂	食品类别	最大使用量	主要作用
槐豆胶		7 克／千克	增稠剂
卡拉胶		0.3 克／升	乳化剂、稳定剂、增稠剂
磷酸氢钙 磷酸二氢钠		1.0 克／千克	水分保持剂、酸度调节剂、稳定剂、凝固剂、抗结剂
柠檬酸脂肪酸甘油酯		24 克／千克	乳化剂
单、双甘油脂肪酸酯		按生产需要适量使用	乳化剂
磷脂	婴幼儿 配方食品	按生产需要适量使用	抗氧化剂、乳化剂
柠檬酸及其钠盐、钾盐		按生产需要适量使用	酸度调节剂
氢氧化钙		按生产需要适量使用	酸度调节剂
氢氧化钾		按生产需要适量使用	酸度调节剂
乳酸		按生产需要适量使用	酸度调节剂
碳酸钾		按生产需要适量使用	酸度调节剂
碳酸氢钾		按生产需要适量使用	酸度调节剂
异构化乳糖液		15 克／千克	促进肠道功能
瓜尔胶		1 克／升	增稠剂
香兰素	较大婴儿和幼儿 配方食品	5 毫克／100 毫升	调香
乙基香兰素		5 毫克／100 毫升	调香
香荚兰豆浸膏		按生产需要适量使用	调香

较大婴儿和幼儿配方食品中可以在一定范围内使用香兰素等食品用香料,但0～6个月婴幼儿配方食品不得添加任何食品用香料。

婴幼儿配方食品中可以加入哪些营养强化剂？

GB 14880—2012《食品安全国家标准　食品营养强化剂使用标准》中 C.2 专门规定了仅允许用于婴幼儿配方食品这类特殊膳食食品中的营养强化剂的种类和限量，共包括 11 种营养强化剂，见下表。凡是未被 GB 14880—2012 允许使用的营养强化剂，都不得加入婴幼儿配方食品中。

营养强化剂	食品类别	最大使用量	强化功效
低聚半乳糖 低聚果糖 多聚果糖 棉子糖	婴幼儿配方食品	单独或混合使用，总量不超过 64.5 克／千克	有利于双歧杆菌等有益菌的增殖，调节胃肠功能
聚葡萄糖	婴幼儿配方食品	15.6～31.25 克／千克	同上
1,3-二油酸 2-棕榈酸甘油三酯	婴儿配方食品	32～96 克／千克	减少便秘和排便困难；减少营养流失；促进骨骼发育
	较大婴儿和幼儿配方食品	24～96 克／千克	
叶黄素（万寿菊来源）	婴儿配方食品	300～2000 微克／千克	有助于宝宝眼睛健康
	较大婴儿和幼儿配方食品	1620～4230 微克／千克	
核苷酸	婴幼儿配方食品	0.12～0.58 克／千克	增强免疫能力，增强铁的吸收以助于大脑发育，刺激肠道双歧杆菌生长以减少腹泻
乳铁蛋白	婴幼儿配方食品	≤1.0 克／千克	促进铁吸收，抑菌、杀菌与抗病毒，提高免疫力
酪蛋白钙肽	婴幼儿配方食品	≤3.0 克／千克	促进钙吸收
酪蛋白磷酸肽	婴幼儿配方食品	≤3.0 克／千克	促进人体对钙、铁、锌等二价矿物营养素的吸收和利用

婴幼儿配方食品中可能出现的最危险的致病菌是什么？

目前婴儿配方食品中最危险的致病菌是克罗诺杆菌，它也曾被称为阪崎肠杆菌。

克罗诺杆菌如何致病？

克罗诺杆菌是一种条件致病菌，在一般情况下对成人的健康不产生危害，绝大多数患者为轻症病例，例如腹泻、发烧等，但是该菌对新生儿，特别是早产儿，出生体重轻或免疫受损的婴儿威胁很大，会引起脓毒血症、脑膜炎、坏死性结肠炎等严重疾病，而且很少量的克罗诺杆菌即可致病。

配方乳粉中的克罗诺杆菌从何而来？

其他未杀菌　　　加工过程　　　冲调过程
原材料污染　　　环境污染　　　环境污染

如何保护孩子免受感染？

* 可选用液态婴儿配方食品
* 控制冲调温度、清洁消毒冲调器具
* 冲好后的乳粉不宜久置
* 选择大品牌乳粉

婴幼儿配方食品
被肉毒杆菌感染的风险有多大？

什么是肉毒杆菌？

肉毒杆菌芽孢广泛存在于自然界,经常存在于土壤、面制品、米粉和谷类制品中。肉毒杆菌芽孢在缺氧环境中可迅速繁殖,产生肉毒毒素,这种毒素在生物毒素中是毒性强度最强的一种,比氰化钾毒性大1万倍。

肉毒杆菌有何危害？

婴儿食入了肉毒杆菌芽孢,有可能引起肉毒杆菌中毒。这是由于1岁以下婴儿体内还没有完全形成完好的肠道菌群,当宝宝摄入被肉毒杆菌污染的食物后,芽孢会立刻攻占肠道,产生毒素,毒素进入血液导致神经麻痹。

如何保护孩子免受感染？

控制肉毒杆菌芽孢最有效的办法是长时间高温杀菌,目前婴儿配方乳粉在生产过程中都有高温高压处理的工艺,企业遵循良好生产规范生产的市售婴儿配方乳粉是安全的,家长们可以放心。

蜂蜜中容易污染肉毒芽孢杆菌,所以在孩子满1岁以前,不要给他吃蜂蜜及其制品。

婴儿配方食品中可以加入牛初乳吗？

何为牛初乳？

牛初乳（bovine colostrum）是指从正常饲养的、无传染病和乳房炎的健康母牛分娩后72小时内所挤出的乳汁。

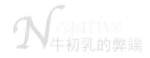

Positive 牛初乳的益处

牛初乳对婴儿肠道有益

纯天然的、没有添加任何激素和抗生素的牛初乳，含有丰富的免疫球蛋白，对婴儿肠道有很大好处。

Negative 牛初乳的弊端

牛初乳属于生理异常乳

牛初乳为生理异常乳，其物理性质、成分与常乳差别很大。

牛初乳难以工业化量产

牛初乳产量低，工业化收集较困难，质量不稳定。

牛初乳中含不确定激素成分

牛初乳中很多激素成分可能对婴儿成长不利。

《卫生部办公厅关于牛初乳产品适用标准问题的复函（卫办监督函〔2012〕335号）》要求自2012年9月1日起，婴幼儿配方食品中不得添加牛初乳以及用牛初乳为原料生产的乳制品。

患有疾病的婴幼儿
对配方食品有什么特殊要求？

GB 25596—2010《食品安全国家标准　特殊医学用途婴儿配方食品通则》对为患有特殊紊乱、疾病或医疗状况等特殊医学状况婴儿的营养需求而设计制成的粉状或液态配方食品进行了规范。

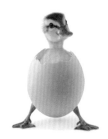

特殊医学状况婴儿

* 早产、低体重
* 乳糖不耐受
* 乳蛋白 / 食物蛋白过敏
* 氨基酸代谢障碍等

特殊医学用途婴儿配方食品有什么特殊要求？ ─────────

特殊医学用途婴儿配方食品的配方应符合如下要求：

❄ 以医学和营养学的研究结果为依据；

❄ 安全性、营养充足性以及临床效果均需要经过科学证实；

❄ 单独或与其他食物配合使用时可满足0～6个月龄特殊医学状况婴儿的生长发育需求。

除了与普通婴儿配方食品一样的一般要求外，特殊医学用途婴儿配方食品还需要根据不同的特殊医学情况有特殊的要求。

常见特殊医学用途婴儿配方食品的类别应符合下表规定：

产品类别	适用的特殊医学状况	配方主要技术要求
无乳糖配方或低乳糖配方	乳糖不耐受婴儿	（1）配方中以其他碳水化合物完全或部分代替乳糖； （2）配方中蛋白质由乳蛋白提供
乳蛋白部分水解配方	乳蛋白过敏高风险婴儿	（1）乳蛋白经加工分解成小分子乳蛋白、肽段和氨基酸； （2）配方中可用其他碳水化合物完全或部分代替乳糖
乳蛋白深度水解配方或氨基酸配方	食物蛋白过敏婴儿	（1）配方中不含食物蛋白； （2）所使用的氨基酸来源应符合标准规定； （3）可适当调整某些矿物质和维生素的含量
早产/低出生体重婴儿配方	早产/低出生体重儿	（1）能量、蛋白质及某些矿物质和维生素的含量应比标准中的规定更高； （2）早产/低体重婴儿配方应采用容易消化吸收的中链脂肪作为脂肪的部分来源，但中链脂不应超过总脂肪的40%
母乳营养补充剂	早产/低出生体重儿	可选择性地添加必需成分和可选择性成分，含量依据早产/低出生体重儿的营养需求及公认的母乳数据进行适当调整，与母乳配合使用可满足早产/低出生体重儿的生长发育需求
氨基酸代谢障碍配方	氨基酸代谢障碍婴儿	（1）不含或仅含有少量与代谢障碍有关的氨基酸，其他的氨基酸组成和含量可根据氨基酸代谢障碍做适当调整； （2）所使用的氨基酸来源应符合标准的规定； （3）可适当调整某些矿物质和维生素的含量

选购与食用

如何正确选购婴幼儿配方食品？

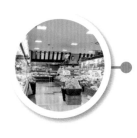

正规途径购买，符合国家标准

在选购的过程中，首先要选择符合我国食品安全国家标准的配方食品，只有符合了我国标准的产品才可以上市销售，因此，应该从大型超市、商场等正规途径购买，一般可以保证其安全性。

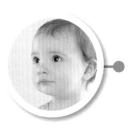

根据宝宝年龄，选择合适产品

其次，应该根据宝宝的年龄选择合适的产品，我国婴幼儿配方食品上都会标明产品的适用年龄，如0~6个月、6~24个月，家长应根据不同年龄需求正确选择。

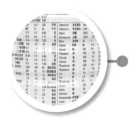

考虑个体差异，仔细阅读标签

另外，在选购过程中还应考虑宝宝的个体差异和实际情况，仔细阅读产品标签上的信息，根据宝宝的个体情况，选择安全营养的食品，例如对有乳糖不耐受的婴儿，则应选择无乳糖的婴儿配方奶粉。

进口婴幼儿配方食品
一定比国产的好吗？

不一定！

家长们在选择奶粉时不能忽略地域、民族、环境、膳食结构、生活习惯等方面的不同，这些因素决定了不同人群从外界摄取营养元素的多样性和复杂性，而产生各自民族独特的饮食文化。只有更适合中国宝宝的奶粉才是最好的。

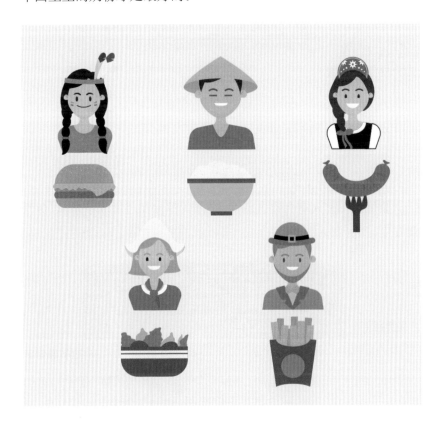

如何读懂
婴幼儿配方食品标签？

生产日期、保质期和贮存条件

结合生产日期和保质期，可以了解食品能够安全存放的时间。注意贮存条件并严格执行，才能保证食用安全。

贮存条件

贮存条件

产品应放在阴凉、干燥处。使用后请扎紧袋口。开封后请于四周内用完，避免将产品长时间放在高温处。开袋后请勿放入冰箱冷藏。盒内奶粉应以净重计，不以体积计，可能会出现奶粉未充满的情况。

生产日期(MFGD)、保质期至(EXP)印在盒底(年/月/日)。

生产日期、
保质期的标识位置

产品类别、过敏原信息

食品标签上必然会标明产品类别。注意看产品类别，不要被花哨的食品名称所"蒙蔽"。

如果您和家人有食物过敏症，必须关注食品过敏原信息，以免误食发生过敏。

重要提示

对于0-6月的婴儿最理想的食品是母乳，在母乳不足或无母乳时可食用本产品。在您选择婴儿配方奶粉前，请先听取医生或保健人员的意见。应尽可能长地继续进行母乳喂养。
请向医护专业人员咨询正确使用和冲调婴儿配方奶粉的方法以及其他与婴儿喂养有关的事宜。喂奶时应抱着婴儿。如疏忽照顾可能会引起婴儿窒息。
产品类别及属性：乳基婴儿配方奶粉。
牛奶蛋白过敏者勿用。

产品类别

过敏原信息

上图产品为乳基婴儿配方奶粉，对牛奶蛋白过敏的婴儿不应选用。

配料表

在购买预包装食品时,要注意看配料表,了解食品的组成。配料表的原料含量按从高到低的顺序排列。添加剂通常在最后,因为添加剂的使用量只占食品组成的0.01%~0.1%。

配料表

可以看出,该乳基婴儿配方奶粉含量最多的配料依次为:乳糖、植物油和脱脂乳粉。

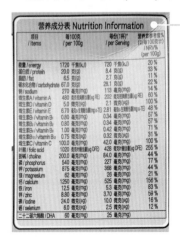

●配料

乳糖;植物油;脱脂乳粉;浓缩乳清蛋白;低聚果糖;大豆磷脂;单硬脂酸甘油脂;花生四烯酸(花生四烯酸油脂)(AA);二十二碳六烯酸(二十二碳六烯酸油脂)(DHA);L-酪氨酸;碳酸氢钾;氢氧化钙;氢氧化钾;柠檬酸;牛磺酸(牛磺酸);核苷酸(5'单磷酸胞苷,5'-尿苷酸二钠,5'单磷酸腺苷,5'-肌苷酸二钠,5'-鸟苷酸二钠);L-色氨酸;左旋肉碱(左旋肉碱);抗坏血酸棕榈酸脂;叶黄素(叶黄素);维生素A(β-胡萝卜素、棕榈酸维生素A);钾(柠檬酸钾);镁(氯化镁);钠(柠檬酸钠,氯化钠);钙(碳酸钙,氯化钙);磷(磷酸氢钙);铁(硫酸亚铁);锌(硫酸锌);铜(硫酸铜);锰(硫酸锰);碘(碘化钾);硒(亚硒酸钠);维生素C(L-抗坏血酸);胆碱(氯化胆碱);肌醇(肌醇);维生素E(dl-α-醋酸生育酚,混合生育酚浓缩物);烟酸(烟酰胺);泛酸(D-泛酸钙);维生素B₁(盐酸硫胺素);维生素B₂(核黄素);维生素B₆(盐酸吡哆醇);维生素D(胆钙化醇);叶酸(叶酸);维生素K(植物甲萘醌);生物素(D-生物素);维生素B₁₂(氰钴胺)。

营养成分表

目前,我国食品标签中营养成分数据至少有5个,包括能量、蛋白质含量、脂肪含量、碳水化合物含量和钠含量,以及这些含量占一日营养供应参考值(NRV)的比例。

营养成分表

根据该乳基婴儿配方奶粉的营养成分表,可以很容易计算出食用该奶粉婴儿每日所摄取的营养素含量。

以蛋白质为例:如果婴儿每餐食用40克奶粉,则摄取的蛋白质总量为:40÷100×20=8克,占每日所需总量的13%。

如何正确冲调
婴幼儿配方食品？

　　婴幼儿配方食品的标签上都会有详细的配制方法，这都是企业在多次试验的基础上给出的科学建议，因此建议家长严格按照标签上的方法来给宝宝配制，不要自己做主，配得浓一些或稀一些。过浓，会给宝宝吸收造成影响，也不利于保护胃肠道，过稀则不能保证宝宝的充足营养。

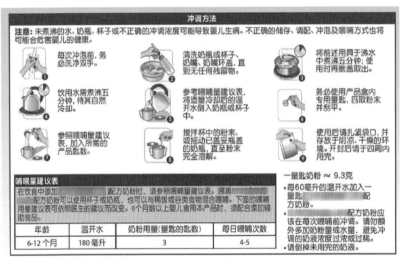

某品牌乳基婴儿配方奶粉冲调方法

如何正确储存
婴幼儿配方食品？

　　为了避免奶粉受污染和变质,奶粉开封后,应当避免暴露在与空气直接接触的环境中,也不建议存放于冰箱。因为多次取放,冰箱内外的温差和湿度差别,很容易造成奶粉潮解、结块和变质。开封后的奶粉,一般都选择放在避光、干燥、阴凉处储存。

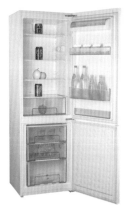

不建议存放于冰箱

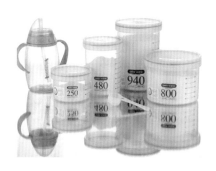

阴凉干燥、密封保存

如何为宝宝挑选安全的奶嘴？

家长们可以根据以下几点来为宝宝选择安全的奶嘴：

结实

选择结实的、一体成型的奶嘴。防止不慎脱落，造成误食。

易清洗

奶嘴要选择容易清洗的。婴儿奶嘴需要每天用专用清洗剂清洗，使用完或者掉落地上、碰到脏东西都需要及时清洗。

透气好

奶嘴的底部要有通气孔，以防宝宝在吮吸得痛快时堵塞了呼吸道。通气孔比较大的安抚奶嘴，可以避免造成红嘴巴现象。

合适尺寸

不同月龄的宝宝应选用不同型号的安抚奶嘴。尽可能选择不同形状大小的安抚奶嘴，宝宝的尝试是最重要的，以他的喜好为选择标准之一。

形状逼真

安抚奶嘴的形状有多种样式：有的是圆的，就像奶瓶上的奶嘴；有的特地模仿妈妈乳头被吸时拉长、扁平的样子。奶嘴最好与妈妈的乳头、奶瓶奶嘴一样具有丝感，可以完好地与宝宝的小嘴"接轨"，促进口腔、面部肌肉的发育，同时避免吸入过量空气，导致腹痛。

此外，注意不要用绳子把奶嘴挂在宝宝脖子上，也不要系在衣服上，这样有可能会让宝宝窒息。不要把奶瓶上的奶嘴塞满棉花用来充当安抚奶嘴，宝宝可能会通过小孔吸进棉花。

如何挑选
婴幼儿食品盛放容器？

我国对婴幼儿食品盛放容器有何要求？

根据GB 9685—2016《食品安全国家标准　食品接触材料及制品用添加剂使用标准》要求,食品接触材料及其制品在与食品接触时,迁移到食品中的添加剂及其杂质水平不应危害人体健康。

家长们应该尽量到品牌店或大超市购买正规容器,这些正规产品符合国家标准,更安全,避免使用非正规厂家生产的塑料容器为宝宝盛放食品;要选择包装完好的容器,避免微生物污染;还要选择能保持婴幼儿食品原有风味的容器。

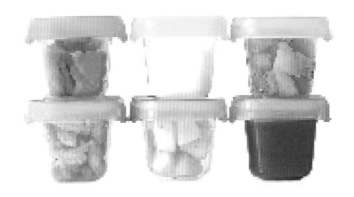

蹒跚学步小精灵

——0～2岁婴幼儿辅食

认识
婴幼儿辅食

什么是
婴幼儿辅食？

婴儿在出生6个月以后，单纯的母乳喂养满足不了婴儿生长发育的需要，这时候父母需要给婴儿添加乳制品外的其他食物，这些添加的食物就称为辅食。

添加辅食的合适时间

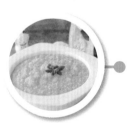

纯母乳喂养的婴幼儿，从6个月开始。配方奶粉喂养的婴幼儿，一般从4个月开始。宝妈们可以根据宝宝的发育状况和进食行为判断是否添加辅食。过早添加辅食会对婴幼儿脆弱的肠胃造成伤害。过晚添加辅食会造成宝宝营养不良，甚至会拒食非乳流食。

添加辅食的基本原则

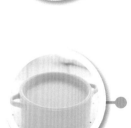

添加辅食必需与宝宝月龄相适应。应遵循每次只添加一种新食物，由少到多、由稀到稠、由细到粗、循序渐进的原则。添加了新食物后，要密切关注宝宝的消化状况，遇到不适立刻停止添加。

婴幼儿辅食有哪些分类？

一般婴幼儿辅助食品包括菜汁、果汁、米糊或奶糊、蛋黄、土豆泥、蔬菜泥、水果泥、粥等。

我国根据婴幼儿辅助食品制作工艺和食品原料的不同，将婴幼儿辅助食品分成婴幼儿谷类辅助食品和婴幼儿罐装辅助食品两大类进行规范。

S*tandard*
什么是婴幼儿谷类辅助食品和婴幼儿罐装辅助食品？

 婴幼儿谷类辅助食品

GB 10769—2010《食品安全国家标准 婴幼儿谷类辅助食品》中定义：婴幼儿谷类辅助食品是指以一种或多种谷物（如小麦、大米、大麦、燕麦、黑麦、玉米等）为主要原料，且谷物占干物质组成的25%以上，添加适量的营养强化剂和（或）其他辅料，经加工制成的适于6月龄以上婴儿和幼儿食用的辅助食品。

 婴幼儿罐装辅助食品

GB 10770—2010《食品安全国家标准 婴幼儿罐装辅助食品》中定义：婴幼儿罐装辅助食品是指食品原料经处理、灌装、密封、杀菌或无菌灌装后达到商业无菌，可在常温下保存的适于6月龄以上婴幼儿食用的食品。

婴幼儿谷类辅助食品有哪些?

Standard
婴幼儿谷类辅助食品有哪些?

根据GB 10769—2010《食品安全国家标准 婴幼儿谷类辅助食品》,婴幼儿谷类辅助食品主要包括以下4类:

婴幼儿谷物辅助食品

用牛奶或其他含蛋白质的适宜液体冲调后食用的婴幼儿谷类辅助食品。

婴幼儿高蛋白谷物辅助食品

添加了高蛋白质原料,用水或其他不含蛋白质的适宜液体冲调后食用的婴幼儿谷类辅助食品。

婴幼儿生制类谷物辅助食品

煮熟后方可食用的婴幼儿谷类辅助食品。

婴幼儿饼干或其他婴幼儿谷物辅助食品

可直接食用或粉碎后加水、牛奶或其他适宜液体冲调后食用的婴幼儿谷类辅助食品。

婴幼儿罐装辅助食品
有哪些？

Standard
婴幼儿罐装辅助食品有哪些？

根据GB 10770—2010《食品安全国家标准 婴幼儿罐装辅助食品》，婴幼儿罐装辅助食品主要包括以下3类：

 泥（糊）状罐装食品

吞咽前不需咀嚼的泥（糊）状婴幼儿罐装食品。如：婴幼儿果蔬泥、婴幼儿肉泥、婴幼儿鱼泥。

 颗粒状罐装食品

含有5毫米以下的碎块，颗粒大小应保障不会引起婴幼儿吞咽困难，稀稠适中的婴幼儿罐装食品。如：婴幼儿颗粒果蔬泥、婴幼儿颗粒肉泥、婴幼儿颗粒鱼泥。

 汁类罐装食品

呈液体状态的婴幼儿罐装食品。如：婴幼儿水果汁、婴幼儿蔬菜汁。

为何要为宝宝添加辅食？

对于继续母乳喂养的7～12月龄婴儿，其所需要的部分能量、99%的铁、75%的锌、80%的维生素B_6、50%的维生素C等必须从辅食中获得，因此婴儿满6月龄时必须尽快引入各种营养丰富的食物。

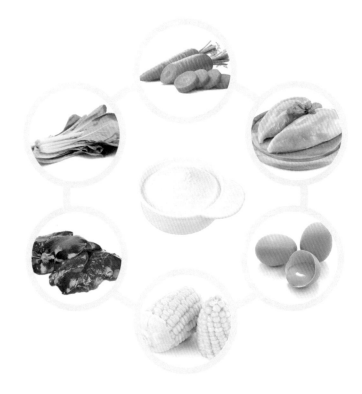

此外，适时添加不同口味、质地、种类的食物，可以促进婴幼儿味觉、嗅觉、触觉等感知觉，锻炼其口腔运动能力，有助于其神经心理及语言能力的发展。

7～9月龄婴儿
如何添加辅食?

7～9月龄属于辅食添加开始阶段,主要是让婴儿适应新的食物并逐渐增加进食量。

为保证母乳喂养,建议刚开始添加辅食时,先母乳喂养,婴儿半饱时再喂辅食。

满7月龄时,多数婴儿的辅食喂养可成为单独一餐,之后过渡到辅食喂养与哺乳间隔的模式,每天母乳喂养4~6次,辅食喂养2~3次。

7～9月龄的婴儿需要每天从辅食中获得837千焦能量。

注意铁的补充

由于母乳中铁的含量很低,6月龄后的婴儿亟需从辅食中获得铁。因此,刚开始添加辅食时,可优先选择强化铁的婴儿米粉,用母乳、配方奶或水冲调成稍稀的泥糊状,第一次只需尝试一小勺,第一天可尝试1~2次,观察2~3天,如果婴儿适应良好,可再引入一种新的食物,如蛋黄泥、肉泥等富铁食物。当婴儿适应多种食物后可以混合喂养,如米粉拌蛋黄、肉泥蛋羹等。到9月龄时食物质地可从泥糊状变成厚粥、烂面、肉末、碎菜等。

防止食物过敏

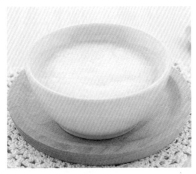

给婴儿引入新食物时应特别注意观察其是否有食物过敏现象,如出现呕吐腹泻、湿疹等不良反应,应及时停止喂养,尽快咨询医生,确认是否食物过敏。

10～12月龄婴儿
如何添加辅食？

从10个月开始,每天的辅食次数应该是2～3次,辅食喂养时间应安排在家人进餐的同时或接近时间。

扩大食物种类

10～12月龄的婴儿需要每天从辅食中获得1255千焦能量,应保证摄入足量的动物性食品,每天1个鸡蛋加50克肉禽鱼,一定量的谷物。应继续扩大婴儿食物种类,特别是不同种类的蔬菜、水果等,同时可以逐渐尝试将糊状物过渡到稀饭、肉泥、菜泥、软面条等性状稀软的"有形食物",增加食物的稠厚度和粗糙度,婴儿牙床可以磨碎较软的小颗粒食物,有利于牙齿的萌出。

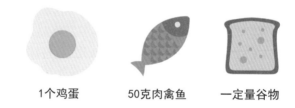

| 1255千焦 | 1个鸡蛋 | 50克肉禽鱼 | 一定量谷物 |

鼓励婴儿自喂

特别建议为婴儿准备一些便于用手抓捏的"手抓食物",鼓励婴儿尝试自喂。宝宝在长牙时期会喜欢磨牙、咬人,妈妈们还可以为他们准备点小磨牙饼干、黄瓜条、胡萝卜(要是太硬,可以蒸半熟)等这种硬度的食物帮助宝宝磨牙。

54

13～24月龄幼儿
如何添加辅食？

逐渐由细到粗

13～24月龄的婴儿需要每天从辅食中获得2302千焦能量,每天 1个鸡蛋加50～75克肉禽鱼,每天50～100克的谷物,适量的蔬菜水果。这个时期的宝宝已经长了一些牙齿,可以逐渐加入菜叶、小肉粒、菜梗部、软饭、面条、小肉丸、饺子、小馄饨等。

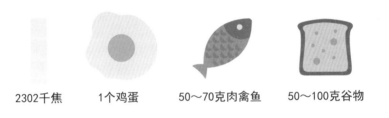

| 2302千焦 | 1个鸡蛋 | 50～70克肉禽鱼 | 50～100克谷物 |

学习自主进食

这一阶段还要学习自主进食,学会自己吃饭。添加辅食的最终目的是逐渐转变为成人的饮食模式,因此鼓励13～24月龄幼儿尝试家庭食物,并在24月龄后与家人一起进食。但并不是所有食物都适合13～24月龄的幼儿,如经过腌、熏、卤制,重油、甜腻以及辛辣刺激的高盐、高糖、重口味食物均不适合,最好是家庭自制的食物。

质量与安全

我国对婴幼儿辅食安全是如何监管的？

　　针对婴幼儿断奶期，我国制定了两项婴幼儿辅助食品标准，包括GB 10769—2010《食品安全国家标准　婴幼儿谷类辅助食品》和GB 10770—2010《食品安全国家标准 婴幼儿罐装辅助食品》。2017年国家食品药品监督管理总局组织制定并发布了《婴幼儿辅助食品生产许可审查细则（2017版）》。

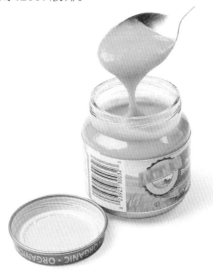

婴幼儿罐装辅食的
原材料使用有哪些要求？

为保证婴幼儿食品的安全，在GB 10769—2010《食品安全国家标准　婴幼儿谷类辅助食品》和GB 10770—2010《食品安全国家标准　婴幼儿罐装辅助食品》中均对辅助食品重要安全指标作出了规定。

重金属

铅、砷、汞、锡元素都是有毒的重金属类污染源，儿童摄入体内会产生生物富集作用，留在儿童体内脂肪中无法排出，长期累积会危害儿童的神经系统、造血系统以及肝脏、肾脏等器官，因此对婴幼儿辅助食品中这4类元素含量作了严格规定。

亚硝酸盐

婴幼儿对亚硝酸盐特别敏感，临床上患高铁血红蛋白症的婴儿即是食用亚硝酸盐或硝酸盐浓度高的食品引起的，症状为缺氧，出现紫绀，甚至死亡，因此对婴幼儿辅助食品中硝酸盐和亚硝酸盐含量作了严格规定。

黄曲霉毒素

黄曲霉毒素B_1是一种真菌毒素，很容易产生于发霉的粮食谷物、干果中，属Ⅰ类致癌物，对婴幼儿的肝脏组织极具破坏性。因此对于谷类辅助食品要求黄曲霉毒素B_1含量不得超标。

微生物

婴幼儿谷类辅助食品还对菌落总数、大肠菌群、沙门氏菌等微生物指标提出了具体要求，来保证其不受微生物的污染。而由于罐装类辅助食品需要进行高温高压的杀菌操作，基本能够保证产品是密闭无菌的，所以仅对可能产生的霉菌物质进行了规定。

家庭自制婴幼儿辅食时，应注意哪些卫生安全问题？

　　宝宝到了添加辅食的年龄段，对于宝宝来说，犹如打开了新世界的大门。很多家长愿意为宝宝自制一些辅食，自制辅食的卫生问题一定不可以忽视。

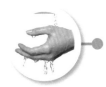

双手和食器清洁

　　在给宝宝制作辅食前要注意双手的清洁和食材、容器的卫生。

选择优质食材

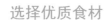

　　给宝宝制作辅食宜选用天然的蔬果，并在选购时，注意蔬果要完好，不可有伤裂或腐烂的地方，防止细菌对宝宝的健康不利。蜂蜜和玉米糖浆中可能含有肉毒杆菌，1岁前宝宝的辅食中不要添加。

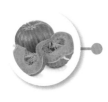

食材处理干净

　　蔬果清洗干净。在给宝宝做虾泥辅食时，要注意将虾线挑出。

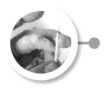

现做现吃

　　每一次的宝宝辅食最好能够一顿食用完，以免辅食变质。

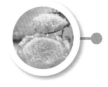

选购与食用

如何挑选
果蔬辅食？

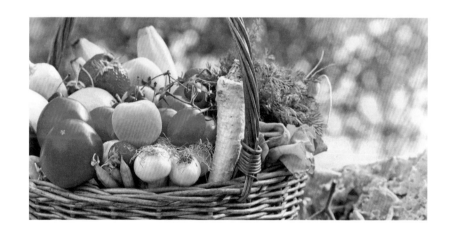

看日期
看产品什么时候生产的,保质期是多长时间。

看名称
看清楚是果蔬汁还是果蔬泥,根据宝宝不同月龄选择适合的食物形态。

59

看营养成分表和配料表

看营养成分表和配料表,确定是否配比得当,是否原料充足。

看生产工艺

通常有高温杀菌和巴氏低温灭菌两种消毒方式。巴氏消毒法可保持食品营养物质及风味不被破坏,是使产品最接近新鲜果蔬的一种生产工艺。

辅食泥的分量

辅食添加初期,孩子可能吃"泥"的分量没有那么多,所以灌装辅食泥含量不易过大,否则一两顿都吃不完,会导致浪费。一般6~12个月宝宝选择净含量在90克左右的泥比较理想。

看特殊标识

原材料是产品质量好与不好的关键性因素,好的原料才能制造出好的产品,如有机认证等产品标识可以帮助挑选出更好的产品。

如何挑选
肉类辅食？

　　刚开始添加肉类可以选猪肉或鸡鸭肉,因为猪肉和鸡鸭肉的致敏几率比鱼类要低,等孩子能适应了,再尝试添加水产品。先尝试淡水鱼,再到海鱼,因为海鱼的蛋白质含量比淡水鱼要高,更容易致敏。

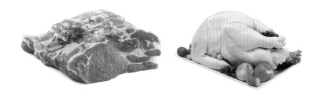

STEP 1　猪肉、鸡肉、鸭肉等, 致敏率低

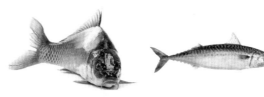

STEP 2　淡水鱼　　　　　STEP 3　海鱼

　　为宝宝制作辅食的肉类原材料一定要保证卫生安全,最好到正规商家购买,菜市场露天出售的肉类安全性无法保障。

辅食制作时
应遵循的原则是什么？

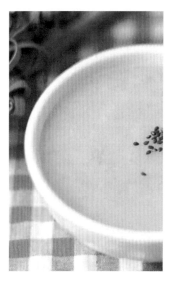

辅食保持淡口味

　　辅食应保持原味,不加盐、糖以及刺激性调味品,保持淡口味。过量摄入钠会增加婴幼儿肾脏负担,额外添加糖不仅增加婴幼儿龋齿的风险,也增加婴幼儿额外热量的摄入,从而增加儿童期及成人期肥胖的风险,也相应增加2型糖尿病、心血管疾病的风险。

　　淡口味食物还有利于提高婴幼儿对不同天然食物口味的接受度,减少偏食挑食的风险。

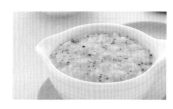

辅食不用煎、炸

　　辅食烹饪方法宜采用蒸、煮,尽量保持食物中的营养成分和原有口味,不用煎、炸。

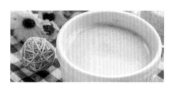

辅食单独制作

　　婴幼儿辅食原料、烹饪方法和食物性状不同于成人膳食,需单独烹饪。

如何制作泥糊状的
动物性辅食？

 ## 肉泥

选用瘦猪肉、牛肉等，洗净后剁碎，或用食品加工机粉碎成肉糜，加适量的水蒸熟后压成泥状。加热前可先用研钵或调羹把肉糜研压一下，或在肉糜中加入鸡蛋、淀粉等，可以使肉泥更嫩滑。也可将肉糜和大米按1∶1比例煮烂成黏稠的粥食用。

肝泥

将猪肝洗净、剖开，用刀在剖面上刮出肝泥，或将剔除筋膜后的鸡肝、猪肝等剁碎或粉碎成肝泥，蒸熟或煮熟即可。也可将各种肝脏蒸熟或煮熟后碾碎成肝泥。

鱼泥

将鱼洗净、蒸熟或煮熟，然后去皮、去骨，将留下的鱼肉用匙压成泥状即可。

虾泥

将虾去壳和虾线后，虾仁剁碎或粉碎成虾泥，蒸熟或煮熟即可。

以上制成的各种泥糊状动物性辅食可以单独吃，也可和菜泥等一起加入粥或面条中。

如何制作泥糊状的植物性辅食？

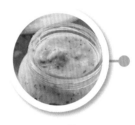

菜泥

选择菠菜、青菜等绿叶蔬菜,摘取嫩菜叶。水煮沸后将菜叶放入水中略煮,捞出剁碎或捣烂成泥状。

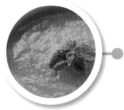

土豆、胡萝卜泥

将土豆、胡萝卜洗净去皮,切成小块后煮烂或蒸熟,用匙压成泥状或捣烂。

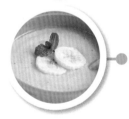

香蕉泥

香蕉剥皮,用不锈钢匙轻轻刮成泥状或捣烂。

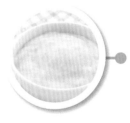

苹果泥

将苹果洗净去皮,切成两半去核,用匙轻轻刮成泥状。

以上制作的水果泥可以直接食用,菜泥、土豆泥最好加入适量的植物油,或与肉泥混合后喂养。

怎样避免高糖、
高盐的加工食品？

1岁以上幼儿钠的来源主要是购买的加工食品。经过加工后的食品,其中的钠含量大大提高,并大多额外添加糖。例如市售的无添加番茄汁含钠20毫克,100克香肠含钠超过2500毫克,即使是婴儿肉松、肉酥等加工肉制品,100克钠含量也高达1100毫克。

营养成分表 nutrition information		
项目/items	每100克per100g	NRV%*
能量/energy	2155千焦(kJ)	26%
蛋白质/protein	5.1克(g)	9%
脂肪/fat	26.1克(g)	44%
- 饱和脂肪/saturated fat	15.5克(g)	78%
- 反式脂肪/trans fat	1.0克(g)	
碳水化合物/carbohydrate	63.9克(g)	21%
- 糖/sugar	27.3克(g)	
钠/sodium	180毫克(mg)	9%
· 每100克的中国食品标签营养素参考值%(Chinese NRV% per100g)		

某品牌饼干的营养成分表

家长们应学会查看食品标签,识别高糖、高盐的加工食品。按照GB 7718—2011《食品安全国家标准 预包装食品标签通则》的要求,食品标签上需要标示每100克食物中的能量及各种营养素的含量,并标示其占全天营养素参考值的百分比(NRV%)。如果钠的含量比较高,特别是NRV%远高于参考值时,最好少吃或不吃。从食品标签的配料表上则可查到额外添加的糖。要注意的是,额外添加的糖除了标示为蔗糖(白砂糖)外,还有其他各种名称,如麦芽糖、果葡糖浆、葡萄糖等。

添加豆制品辅食时需要注意哪些事项？

黄豆营养价值高

豆类中营养价值最高的是黄豆,有"豆中之王"的美誉。富含高品质的蛋白质。

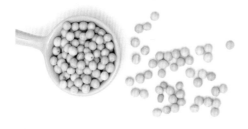

忌食冰豆浆

宝宝肠胃娇嫩,不要给宝宝喝冰豆浆或其他豆制品冷食。

宜食豆腐、豆浆和豆芽菜

宝宝最适合吃的豆制品是豆腐、豆浆和豆芽菜。对于6～7个月大的宝宝,可以将豆腐煮好后压泥食用。

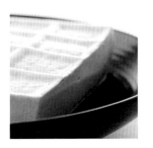

容易过敏的宝宝谨慎食用豆制品

由于豆制品是常见的过敏原之一,可能会引起宝宝发生食物过敏,所以应当谨慎食用。

如何通过辅食
为宝宝补钙和补铁？

 通过辅食补钙

辅食中可以添加蛋黄、瘦肉泥、鱼糊、豆腐、绿叶蔬菜泥、虾皮来补钙,还要注意多给宝宝晒太阳。

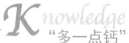
"多一点钙"的小窍门

❋ 用牛奶或骨汤代替清水

❋ 用低脂奶酪酱为宝宝的蔬菜调味

❋ 油菜是钙含量最高的绿叶蔬菜

 通过辅食补铁

在给宝宝安排辅食时应注意添加富含铁的食物,比较适宜婴幼儿补充铁的食物主要有牛奶、海带、动物肝脏、苋菜、土豆、紫菜、小麦黄豆混合粉、木耳、牛肉、猪肉、蛋黄、鱼、干果类、玉米等。

中国营养学会推荐的婴幼儿每日铁的适宜摄入量为:1~6个月婴儿0.3毫克,7~12个月婴儿10毫克,1~3岁幼儿12毫克。

如何预防
辅食过敏？

婴儿食物过敏的高发年龄在1岁以内,特别是在刚开始添加辅食的几个月。

引起过敏的常见食物 ————————————————

含有麸质的谷物及其制品
（如小麦、黑麦、大麦、燕麦等）

甲壳纲类动物及其制品
（如虾、龙虾、蟹等）

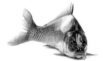

鱼类及其制品

蛋类及其制品

花生及其制品

大豆及其制品

乳及乳制品（包括乳糖）

坚果及果仁类制品

对于过敏体质的宝宝,家长最好在宝宝1岁半前避免以易引发过敏的食材来制作辅食。

如何正确储藏
自制婴幼儿辅食？

直接放冰箱

直接把自制的宝宝辅食整碗（或者整罐）放进冰箱冷藏可能是最不方便也不安全的一种辅食存储方式。建议用这样的方式存储宝宝的辅食不要超过48小时，因为冰箱不是保险箱。冷藏的环境中会有很多细菌和其他可能污染食物的风险存在，宝宝如果吃了不新鲜的辅食会觉得不舒服，甚至影响他们的健康。

冰格存储法

用干净的勺子把辅食填进一个个冰格里，然后盖上保鲜膜就可以了。不过要记得在使用冰格之前，一定要彻底清洗和消毒。

烘盘冷冻法

准备一个烘制饼干的托盘，然后将已经准备好的辅食一团一团地放好。将它们像烘饼干一样整齐地摆放在托盘上，盖上保鲜膜就可以了。这么保存确实方便拿取，不过占用了大量的冷冻空间，冷冻成功后最好分装到冷冻袋里。

最关键的一点：再好的储藏方式也比不过食用新鲜食物，最好一次性制作适当的量，一次食用完。

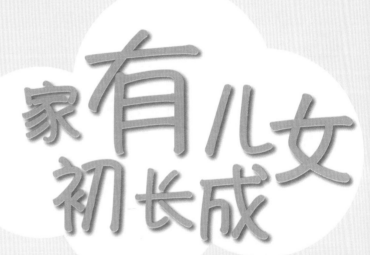

家有儿女初长成

——2～5岁学龄前儿童膳食

认识2～5岁
学龄前儿童膳食

 ## 2～5岁学龄前儿童的
生长发育特点是什么?

2～5岁学龄前儿童生长发育速度与婴幼儿相比略有下降,但仍处于较高水平。这个阶段的生长发育状况直接关系到青少年和成人期发生肥胖的风险。

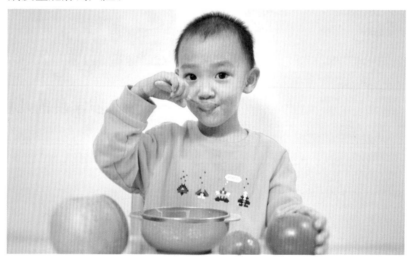

与成人相比,2～5岁儿童对各种营养素需要量较高,消化系统尚未完全成熟,咀嚼能力仍较差。同时,2～5岁儿童生活自理能力不断提高,是培养良好饮食习惯的重要阶段。

72

如何判断 2 ~ 5 岁儿童的营养状况？
正常的指数范围在什么区间？

　　判断孩子营养状况是否理想有许多方法,常用的考普氏指数是用孩子身长和体重来判断的一种方法。这个指数是用体重除以身长的平方再乘以10得出来的,其公式为:

考普氏指数 = 体重（克）/［身长（厘米）× 身长（厘米）］×10

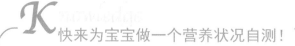

快来为宝宝做一个营养状况自测!

```
        <10              13～15      18～20              >22
        营养重度失调      瘦          优良                过胖


                    营养失调      正常       稍胖
                    10～13       15～18     20～22
```

　　根据考普氏指数判断标准,指数达22以上则表示孩子太胖;20～22为稍胖;18～20为优良;15～18为正常;13～15为瘦;10～13为营养失调;10以下则表示营养重度失调。

安排2～5岁学龄前儿童膳食需要遵循什么原则？

2～5岁是儿童生长发育的关键时期,也是良好饮食习惯培养的关键时期。

《中国居民膳食指南(2016)》对2～5岁儿童膳食的建议是:

足量食物　　不偏食不挑食

平衡膳食　　每天饮奶多饮水

规律就餐　　避免含糖饮料

2～5岁儿童每天应安排早、中、晚3次正餐,两正餐之间间隔4~5小时,上下午再各安排一次加餐,加餐与正餐之间间隔1.5～2小时,晚餐时间比较早时,可以在睡前2小时安排一次加餐,加餐分量宜少,以免影响正餐进食量。

加餐以奶类、水果为主,配以少量松软面点。晚间加餐不宜安排甜食,以预防龋齿。

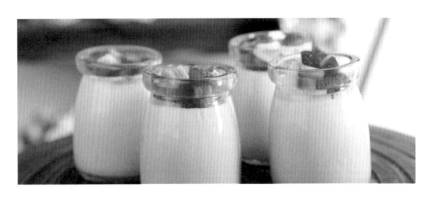

2 岁以上的儿童
还需不需要继续喝配方奶？

　　配方奶的设计主要是通过模拟母乳来满足婴儿的营养需求，但2岁以上儿童已经可以从各种常规饮食中摄取营养，配方奶的设计基础就不再存在了。

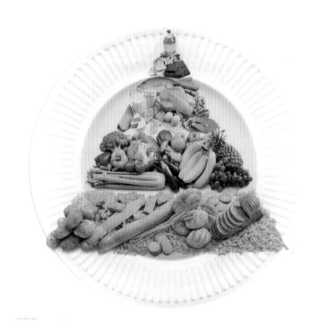

　　家长需要做的是给孩子多样化的饮食，而不是依赖于配方奶这一种特定的食物。牛奶就可以保证优质蛋白的摄入。

这个阶段的儿童每天
应该至少食用多少种食物？

1岁以后的幼儿每天至少吃10种以上食物，以后可逐渐增加到30种。家长烹饪时可以将许多种类的食物混合在一起吃。

《中国居民膳食指南（2016）》建议的2～5岁儿童各类食物每天摄入量见下表：

食物	2～3岁（克／天）	4～5岁（克／天）
谷类	85～100	100～150
薯类	适量	适量
蔬菜	200～250	250～300
水果	100～150	150
畜禽肉类		
蛋类	50～70	70～105
水产品		
大豆	5～15	15
坚果	—	适量
乳制品	500	350～500
食用油	15～20	20～25
食盐	<2	<3

儿童长期
食用"精食"好吗？

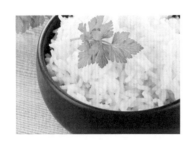

何为精食？

所谓精食，是指经过深加工的谷物类食物，即精细食物。

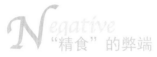

B 族维生素流失

在深加工的过程中，B族维生素会大量流失，虽然比粗加工的谷物好吃，但营养价值相对粗谷物下降。儿童长期进食精细食物，会因B族维生素的摄入不足而影响神经系统发育。

铬元素缺乏

深加工谷物缺乏铬元素，长期进食可能影响视力。铬含量不足会使胰岛素的活性减退，调节血糖的能力下降，致使食物中的糖分不能正常代谢而滞留于血液中，导致眼睛屈光度改变，最终造成近视。

因此，儿童最好粗食与精食搭配食用。

儿童过食
冷饮或瓜果好吗？

冷饮或瓜果是一种降温食品，虽能提供给人体一定营养，但对胃肠的冷刺激可引起胃肠道的强烈收缩，促使胃肠的痉挛。儿童的胃肠道比较娇弱，过食冷饮，会使口腔、胃黏膜的血管剧烈收缩，影响局部的血液供给和胃液的分泌，引起腹痛、腹泻和食欲不振等症状。

因此，家长应注意：

❄ 让儿童吃冷饮或瓜果要适量，特别是不要在饭前吃冷饮，以免引起消化紊乱和营养失调。

❄ 在吃冷饮或瓜果时，不要让儿童大口大口地嚼着吃，以免对牙齿直接刺激，引起牙痛和影响牙的发育。

Knowledge
鲜榨果汁可以代替水果吗？

在榨取果汁时，水果中被滤掉的不溶于水的纤维能调节大肠菌群的平衡，对宝宝身体健康有好处，所以鲜榨果汁不能完全代替水果。

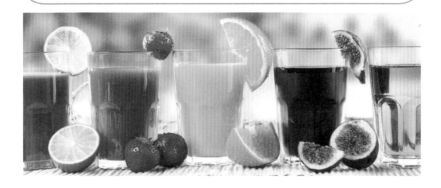

快餐食品
对儿童健康有哪些影响？

快餐的特点

快餐食品一般包括各式汉堡、油炸食品、冰淇淋及碳酸饮料等。

油炸食品如炸薯条、炸鸡腿等，是快餐的传统菜肴，其特点为热量高、维生素和膳食纤维含量低、高盐、产生丙烯酰胺。

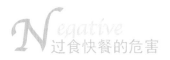

N egative 过食快餐的危害

肥胖

由于摄入热量过高，可导致肥胖，影响儿童身心发育，并与成年的多种疾病如糖尿病、高血压、心脑血管疾病等有关。

维生素及膳食纤维缺乏，钙质丢失

快餐中普遍缺乏维生素、矿物质、膳食纤维等，常吃快餐容易导致维生素及膳食纤维缺乏。此外，碳酸饮料等快餐食品中含有大量的磷，磷会影响身体对钙的吸收，导致钙质流失。

增加肾脏负担

盐摄入过多，溶质负荷过重，影响儿童肾脏功能，同时也是高血压的易发因素。

影响神经系统发育

碳酸饮料对儿童神经系统的刺激会对儿童神经系统发育产生不利影响。

可能的致癌作用

有研究表明，丙烯酰胺为可能的致癌物。

早餐对 2 ~ 5 岁儿童到底有多重要？

一般来说,每天上午幼儿活动消耗较大,需要的能量也较多,早餐可以为儿童提供足够能量,幼儿早餐的热能应占一日总热能的20%。

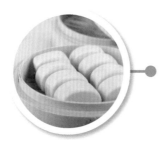

淀粉类

淀粉类的早餐,如:馒头、粥、蛋糕、蒸饺等主食,有利于其他营养素的利用和吸收,也有利于促进幼儿的生长发育。

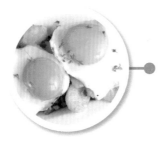

优质蛋白

蛋类或肉类、豆类和豆制品等优质蛋白,也是早餐的重要选择,它们能满足幼儿健康成长的基本要求。

市场上有专为 2 ~ 5 岁儿童提供的"专用食品"吗？

从营养需求来讲，儿童在 3 岁之后所吃的食品与普通成年人的食品并没有明显差别，因此，我国没有对"儿童食品"进行专门的界定和特别监管，市场上并没有真正意义的"儿童专用食品"。

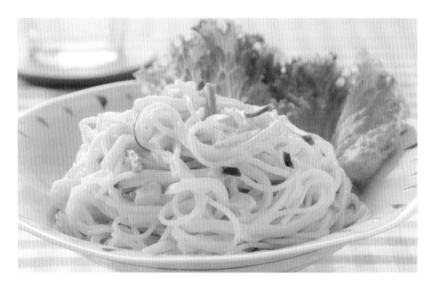

家长们在市场上看到的"儿童酱油""儿童面条"等，其与成人食品相比并没有什么特别之处，这些食品跟成年人食品在食品添加剂使用方面的要求和规定是一样的，并没有专门针对儿童酱油出台的标准，不管儿童酱油怎么"精心研制"，都很难实现"补充营养"。对于那些标注含高钙、微量元素的食品，孩子吃了之后，能不能真正起到补充营养的功效，几乎是无法确认的。"儿童食品"价格之所以这么高，大多是商家的营销噱头。

"儿童营养品"对 2 ～ 5 岁儿童的营养补充有用吗？

三餐如合理，营养不缺乏

儿童生长发育所需要的热能、蛋白质、维生素和矿物质主要是通过一日三餐获得。如果家长合理安排膳食，引导孩子多吃各类食品，一般不会出现营养素缺乏的症状。

营养素缺乏，食补应为主

如果出现某种营养素缺乏的症状，应当以改善膳食结构为主，同时辅以有针对性地吃一些该种营养素高的食品。

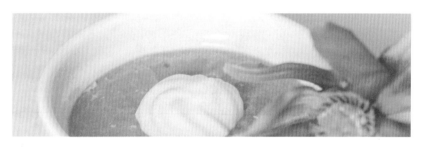

补品不乱吃，当心反有害

家长不要盲目给孩子吃营养滋补品，目前市场上营养补充剂良莠不齐，随意乱补或补不对路不仅无益，反而有害，例如有些滋补品含有一定量的激素，孩子服用后可能发生性早熟，有些补药服用过多会干扰孩子的消化吸收能力。

因此，不要给孩子盲目地添加各种营养品，只要保证儿童膳食摄入的品种丰富即可。如果孩子的身体不佳，要去医院检查。

巴氏奶和常温奶有什么区别？
乳饮料可以代替牛奶吗？

牛奶的 **3** 种杀菌方式 ——————————————————

1 低温巴氏杀菌法
牛奶加热到63摄氏度
维持30分钟

63摄氏度　　30分钟

2 高温短时巴氏杀菌法
加热到75～85摄氏度
维持10～15 秒

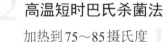

75～85摄氏度　　10～15秒

3 超高温瞬时杀菌法
牛奶加热到135摄氏度
杀菌2～4秒

135摄氏度　　2～4秒

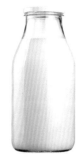

前两种方法都称作巴氏杀菌法,生产出的牛奶就是巴氏奶,俗称"鲜奶"。巴氏杀菌对牛奶的处理相对温和,这样的杀菌条件可以杀死牛奶中绝大多数的致病菌,保证残余微生物的数量低于处理前的十万分之一,但仍然有一些微生物没有被杀死。因此经巴氏杀菌的牛奶在整个运输和销售的过程中都必须保持低温,在超市需要在冷藏架上存放,而即使保持冷链,巴氏奶也只有最多两周的保质期,扣除运输周期,低温货架寿命最多只有7天。

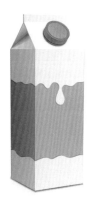

第三种方法超高温杀菌法能完全彻底地消灭牛奶中所有的细菌,没有残留,达到商业无菌的状态,因此可在常温储存时间最长达9个月,也因此被称为"常温奶"。

巴氏奶和常温奶的营养价值和区别 ————————

两种奶的营养价值都很高,常温奶储藏时间长,携带更方便,而巴氏奶中存在的一些有益微生物,对肠道更有益处。

Knowledge
乳饮料可以代替牛奶吗?

不可以!乳饮料是以新鲜牛奶为原料,在加工过程中加入适量的水、可可粉、各种果汁、蔗糖等辅料,经有效的杀菌,有的还加入乳酸菌发酵加工制成的具有不同风味的含乳饮料。其中的糖分太高,如果孩子从小被这样浓味的食品所吸引,将来就很难接受淡味的食品,不利于他的膳食营养平衡,而且乳饮料中乳酸菌要比酸奶少很多,营养价值有限,起不到保健作用,只是满足口味的一种食品。

零食可以
代替正餐吗？

　　新鲜、天然、易消化的零食是2～5岁儿童营养的补充，是儿童饮食中的重要内容。零食应尽可能与加餐相结合，但不能影响正餐的摄入，不能代替正餐。

　　家长应正确引导儿童食用零食，选择健康零食，安排在正餐之间食用，量不宜多，睡觉前30分钟不能吃零食。

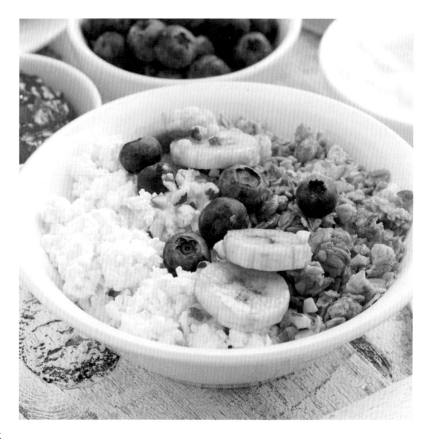

哪些零食推荐 2～5 岁儿童经常食用？哪些是限制食用的？

2～5 岁儿童应避免选择高糖、高脂和高盐类零食。

根据《中国居民膳食指南（2016）》，2～5 岁儿童推荐和限制的零食列表如下：

推　荐	限　制
新鲜水果、蔬菜	果脯、果汁、果干、水果罐头
乳制品（液态奶、酸奶、奶酪等）	乳饮料、冷冻甜品类食物（冰淇淋、雪糕等）、奶油、含糖饮料（碳酸饮料、果味饮料等）
馒头、面包	膨化食品（薯片、爆米花、虾条等）、油炸食品（油条、麻花、油炸土豆等）、含人造奶油甜点
鲜肉鱼制品	咸鱼、香肠、腊肉、鱼肉罐头等
鸡蛋（煮鸡蛋、蒸蛋羹）	—
豆制品（豆腐干、豆浆）	烧烤类食品
坚果类（磨碎食用）	高盐坚果、糖浸坚果

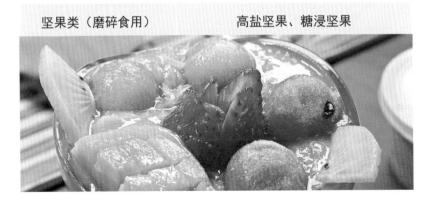

质量与安全

食品添加剂会影响
2～5岁儿童的身体健康吗？

超量添加是违法，身体健康影响大

在食品中超范围超限量地使用食品添加剂属违法行为，会对儿童肝、肾功能造成较大影响，过量食用加入防腐剂、色素、甜味剂的食品，会对孩子的中枢神经系统造成伤害。

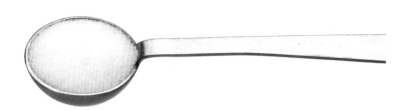

遵循标准限量加，放心食用无影响

按照 GB 2760—2014《食品安全国家标准 食品添加剂使用标准》中的要求严格控制食品添加剂的使用范围和使用限量，所生产的食品对儿童健康是没有影响的，家长们不用担心，唯一需要做的是帮助儿童选购这些安全的食品。通常大企业生产的有品牌的在正规渠道销售的食品，是可以保证食品安全的。

三聚氰胺
是不是食品添加剂？

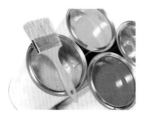

三聚氰胺

　　三聚氰胺不是食品添加剂，它作为化工原料，通常用于塑料、涂料、黏合剂、食品包装材料的生产。

三聚氰胺属违法添加物

　　三聚氰胺不能被加入到食品中，属于违法添加物。

食品中三聚氰胺的来源

　　既然三聚氰胺不允许添加，食品中的三聚氰胺可能来源于什么途径呢？资料表明，三聚氰胺可能从环境、食品包装材料等途径进入到食品中，其含量很低。

*K*nowledge 我国允许使用的食品添加剂有哪些？

　　目前，我国允许使用的食品添加剂仅为 GB 2760—2014《食品安全国家标准 食品添加剂使用标准》中列出的食品添加剂，否则均属于非法添加物，类似的非法添加物还包括苏丹红、塑化剂等。

食品中使用的食品添加剂种类越多越不安全吗？

不是!

添加剂安全性取决于什么？ ————————

食品添加剂的安全性主要看其是否按照GB 2760—2014《食品安全国家标准 食品添加剂使用标准》的要求对限定的食品种类进行了限定添加,和种类的多少没有关系。

S 同一功能添加剂混合使用有什么规定？

> GB 2760—2014《食品安全国家标准 食品添加剂使用标准》的附录A中还规定了同一功能的食品添加剂(相同色泽的着色剂、防腐剂、抗氧化剂)混合使用时,各自用量占其最大使用量的比例之和不应超过1。

也就是说,同一功能的食品添加剂的用量不可能无限制地多,比如在一种食品中不能无限制地使用多种防腐剂。另外,食品企业处于盈利的目的和成本考虑,也不会无限制地使用食品添加剂。

植物激素真的会导致儿童性早熟吗？

近年来"膨大西瓜"、顶花带刺的"避孕药黄瓜"和被催熟的香蕉等被新闻曝光,引起社会的广泛关注,很多家长担心植物激素会带来儿童性早熟问题。

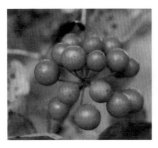

植物激素

植物自身产生的、运往其他部位后能调节植物生长发育的微量有机物质称为植物激素。人工合成的具有植物激素活性的物质称为植物生长调节剂,它的作用是促进农产品产量或促进果实成熟。

植物激素对人不起作用，不会引起性早熟

植物激素与动物激素不同,它只作用于植物,对动物并不起作用,对人也不起作用。人体中没有与植物激素结合的特定分子,所以植物激素对人就无法产生任何信号,植物激素并不会给儿童带来性早熟问题。

植物激素使用批准严格

我国对植物激素的使用批准严格,均是经过层层试验,并达到国家规定的安全标准之后,才能够进行推广应用的,家长们不用担心。

宝宝吃
儿童速冻水饺安全吗？

我国虽然没有专门对儿童速冻食品制定相应标准，但是2011年制定的GB 19295—2011《食品安全国家标准　速冻面米制品》，对市场上所有的预包装速冻面米制品的理化指标、微生物指标、污染物限量等指标进行了规范，所以只要是通过正规销售渠道购买的由正规食品企业生产的儿童速冻水饺，安全性是可以保证的，家长们不用担心。

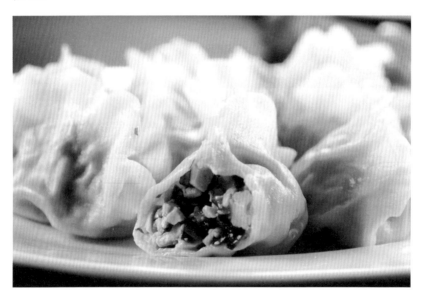

速冻食品是现代食品科技发展的产物，速冻技术最大限度地保留了新鲜食物的营养，但是如果家长们有时间，为宝宝准备新鲜的水饺还是最好的选择。

你关注过儿童食品中
附带玩具的安全性吗？

一些儿童食品的包装内附带着一些卡片或塑料玩具,深受儿童喜爱。这些附带玩具安全吗？

注意包装完整，以防食品污染

有些装在这些混搭食品中的食品虽然是独立包装,但包装非常简易,有的包装袋已经被玩具扎破,食品和玩具直接"亲密接触",极容易对食品造成污染。

避免边吃边玩

食品中附带的玩具很少有像食品那样高的消毒要求,携带微生物较多,孩子边吃边玩,很容易造成细菌感染。

希望家长们关注儿童食品中附带玩具的安全性问题,尽量购买由正规企业生产的附带玩具的食品,检查食品与玩具是否独立包装以及包装的完整性,同时要求孩子吃和玩要分开,注意清洁卫生。

选购与食用

家长应如何为孩子选购食品？

❋ 到正规商店购买，不买"三无"食品（指无生产日期、无质量合格证以及无生产厂家）。

❋ 购买正规厂家生产的食品，尽量选择信誉度较好的品牌。

❋ 仔细查看产品标签。食品标签中必须标注：产品名称、配料表、净含量、厂名、厂址、生产日期、保质期、产品标准号等。不买标签不规范的产品。

❋ 注意食品是否适合儿童食用。儿童食品至今尚无明确的定义，因此，为儿童选择食品宜谨慎。小食品、休闲食品不等于是儿童食品。标注儿童食品的也不一定就适合儿童食用。

❋ 不盲目相信广告。广告的宣传并不代表科学，而是商家利益的体现。

❋ 关注儿童食品的相关信息。如我国已经启动了"儿童食品行业食品安全信用体系建设"工作，此工作将为儿童食品的选择提供消费参考。

❋ 购买健康食品，少购买限制食用的零食。

如何读懂
食品标签？

GB 7718—2011《食品安全国家标准　预包装食品标签通则》对所有预包装食品的标签进行了强制性规定,读懂食品标签,主要看以下几个关键点。

 ## 生产日期、保质期和贮存条件

结合生产日期和保质期,可以了解食品能够安全存放的时间。注意贮存条件并严格执行,才能保证食用安全。

 ## 配料表

一是看原料排序。根据GB 7718—2011的规定,配料表中原料顺序要按照由多到少的顺序排列,这样可以轻松判定食品的性质。二是看原料分类。一般食品成分可分为食品配料和食品添加剂两大类,可以查看是否有氢化植物油等不健康配料。另外,根据GB 7718—2011的规定,食品添加剂必须全部列出,以便消费者可以了解食品添加剂的使用情况。

食品名称：全麦切片面包

配料表：全麦粉（小麦粉、食用麸皮、小麦胚芽）（添加量：49%）、水、果葡糖浆、白砂糖、谷朊粉、起酥油、鲜酵母、乳清粉、蛋黄液、食盐、食品添加剂（复配面包乳化剂（硫酸钙、双乙酰酒石酸单双甘油酯、维生素C、α-淀粉酶）、丙酸钙、山梨酸钾、脱氢乙酸钠、硬脂酰乳酸钠、磷酸二氢钙、碳酸钙、单，双甘油脂肪酸酯）、食用香精香料

某切片面包配料表

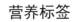

营养标签

根据GB 28050—2011《食品安全国家标准 预包装食品营养标签通则》的规定,2013年1月1日后出厂的每一种产品都必须注明5个基本营养数据:能量、蛋白质、脂肪、碳水化合物和钠的含量,以及这些含量占一日营养供应参考值(NRV)的比例。如果是高盐、高脂、高糖的食品,消费者需谨慎购买。

必须标注的五大营养素

营养成分表 Nutrition Information		
项目/Items	每100克(g)/Per 100g	营养素参考值%/NRV%
能量/Energy	1950千焦(kJ)	23%
蛋白质/Protein	10.0克(g)	17%
脂肪/Fat	20.0克(g)	33%
碳水化合物/Carbohydrate	61.0克(g)	20%
钠/Sodium	593毫克(mg)	30%
钙/Calcium	300毫克(mg)	38%
维生素D/Vitamin D	1.8微克(μg)	36%

过敏信息

如果你或家人是食物过敏者,要特别关注食品标签上标注的过敏信息,过敏原可能直接存在于配料表中,也可能来自食品加工过程中。这时标签上就会出现一行字——可能含有某些过敏原。这些残留物量很少,对于普通人不会有问题,但是对过敏的消费者可能有风险,所以一定要注意。

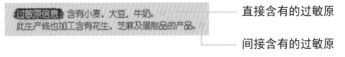

过敏原信息 含有小麦、大豆、牛奶。——— 直接含有的过敏原
此生产线也加工含有花生、芝麻及蛋制品的产品。——— 间接含有的过敏原

特殊标识

包括各种认证标识,例如有机食品标识、绿色食品标识、无公害食品标识、原产地认证标识等,有认证标识的食品质量更优质也更安全。

如何挑选冰淇淋
等冷冻食品？

选择生产日期近的冷冻食品

选择距离生产日期最近的冷冻食品,因为离生产日期越近,食物的新鲜度就越高,营养素的流失也更少。

选择有包装和包装完好的冷冻食品

选择有包装和包装完好的冷冻食品,能够阻挡细菌的侵入。

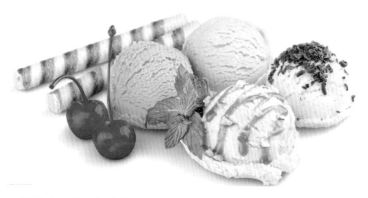

选择表面没有冰霜且外型没有变型的冷冻食品

冷冻食品如果在生产和运输储备过程中没有经历解冻的话,是不会有水生成的,也就不会有冰霜的出现,如果外型有变也说明经历了融化和重新冻结的过程,而一旦发生了重新冻结的过程,就无法保证其安全性了,可能已经被细菌等微生物污染。

尽量选择大品牌的冷冻食品

相对来说,大品牌产品会有规范的全程冷链物流,能够保证冷链不断链,保证食品安全。

网购生鲜食品时应注意哪些问题？

选择"靠谱"卖家

家长在网购生鲜食品时,最好选择官方网站以及信誉度高并经过交易平台认证的卖家,要留意经营者是不是合法经营主体、有没有资格经营食品买卖,以及有无营业执照、食品流通许可证等,尤其是交易平台上卖家的信誉、评论、交易历史记录,还要注意买家评价的真实性(不能只看好评)。

签收前先验货

当生鲜食品送达后,在签收前务必先验货。要对购买的食品查看清楚,对包装完好度、标识齐全度,商品名称、配料表、净含量、厂名、厂址、电话、生产日期、保质期、产品标准号等基本内容的完整性进行检查,要特别注意食品的保质期是否过期。

进口食品注意读标签

网购进口生鲜食品,还需要注意中文标签是否与外文一致;内容是否包括食品名称、配料成分、净含量和固体物含量以及原产国家或地区、商品生产日期、保质期、贮藏指南,制造、包装、分装或经销单位的名称和地址等;是否有完整的国内经销商信息等。

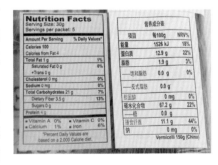

如何为 2 ~ 5 岁儿童正确烹调膳食?

保持食物原味

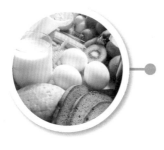

在为 2 ~ 5 岁儿童烹调加工食物时,应尽可能保持食物的原汁原味,让孩子首先品尝和接纳各种食物的自然味道。口味以清淡为好,不应过咸、油腻和辛辣,尽可能少用或不用味精或鸡精、糖精等调味品,控制钠盐的使用量,也少用高盐的腌制食品或酱油等调味品,可选用天然、新鲜香料和新鲜果蔬汁进行调味。

注意烹饪方式

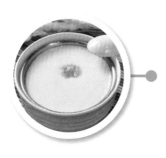

在烹调方式上,宜采用蒸、煮、炖、煨等烹调方式,尽量少用油炸、烤、煎等方式。如果使用烹调油,则每次用量要少于 10 毫升,少用猪油、牛油、棕榈油等饱和脂肪酸较多的油脂,多选用大豆油、菜籽油等富含必需脂肪酸的植物油。

单独烹制

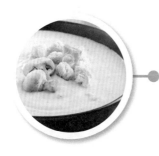

3 岁以下儿童膳食还应该单独加工烹制,并要将食物切碎煮烂,去皮、骨、刺、核等。大豆、花生等坚果类食物,应先磨碎,制成泥糊状进食。

烹饪厨房的卫生
有多重要？

　　很多家长十分重视食材的安全、卫生和优质，却往往忽视了烹饪美好食材场所的卫生安全。厨房的油污是细菌的滋生温床，加上厨房温度高、湿气重，细菌就会不断繁殖，因此，如果厨房不卫生，其中的细菌很容易进入食物中，对孩子和家人的健康造成威胁。

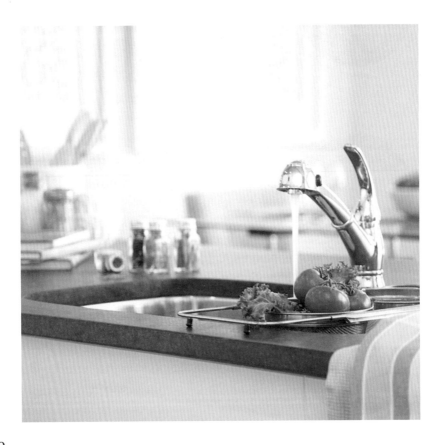

为什么要避免
儿童食物"重口味"？

如果儿童刚开始接触的食物就是口味偏重的食物,则日后饮食偏好这类食物的机会就越高。例如,从小养成重盐的饮食习惯,长大后容易引起高血压等疾病。

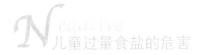
儿童过量食盐的危害

加重肾脏和心脏负担

宝宝的肾脏功能还未发育完全,不足以渗透过多的盐,摄盐过多会加重肾脏负担,同时增加心脏负担,从而影响宝宝的生长发育。

削弱抵抗力

摄盐过多会抑制口腔黏膜上皮细胞的繁殖,使得口腔唾液分泌减少,并导致唾液里所含的溶菌酶的数量减少。溶菌酶有杀菌的作用,它的减少会降低口腔对细菌、病毒的防御功能,从而削弱宝宝的抗病能力。

影响锌、钙吸收代谢

摄盐过多还会影响锌的吸收,并增加钙等其他矿物质的排泄。

此外,油炸及含糖量高的食物使得热量摄取过多,渐渐形成肥胖的体型,而与肥胖相关的慢性病如糖尿病、高血脂、痛风等也随之上身,这些问题是家长不得不注意的。

如何科学合理地储存食物？

食 物	存 放
大蒜和葱类	干燥低温处，最多能放两周
西红柿、马铃薯和笋类	干燥低温处，能最大限度地保持风味。不用放入冰箱
面包类	用锡箔纸密封或放在塑料袋里，以减少水分流失，室温中最多保存2天；若是超过2天，将其用锡箔纸密封，放入冷藏柜里
蛋糕和水果派	可以放入保鲜的盒子或者是密封盒子里，再放进冰箱里储存，一般保存2~3天
紫苏、西芹、香菜和其他草本植物	应像放置鲜花一样，修剪茎干末端，放在装水的瓶子中。松松地用塑料袋盖住，这样至少能保鲜一周
谷物类	一旦打开包装袋，最好把它们放在密封食品罐里。可以保存6个月
坚果类	尽量将坚果类食品放在密封食物罐中，能保持其水分。若想完全保留其新鲜口味，不妨保留它们的外壳
香料	高温、光、空气和潮湿是储存香料的大敌。经过研磨的香料每半年要更换一次；存放香料最好用密封的罐

食　物	存　放
乳制品	牛奶、奶油、酸奶和其他乳制品最好放在冰箱的偏上夹层。这个位置的温度最稳定，乳制品能保存更久
蛋	不建议将鸡蛋放在冰箱门内层，冰箱门是整个冰箱温度最高的部分。最好的储存办法是放在鸡蛋纸托里，建议用保鲜袋把装鸡蛋的盒子整个包好，放入冰箱冷藏
蘑菇	从超市买来的蘑菇最好保留其原有包装。野生蘑菇最好装进纸袋里，然后放入干燥的抽屉中存放
绿叶菜	买回来时先不要洗，将外层烂掉部位处理掉，用报纸、白纸包覆后，再装入扎孔的塑料袋中并置于冰箱抽屉里
水果	除甜瓜、柑橘和香蕉外，各类水果应放在冰箱中一个独立的抽屉里，与蔬菜分开
肉类	连同原有包装原封不动地放进冷冻柜。牛羊肉冷冻最长保质期 6 个月，猪肉、家禽生肉为 4 个月。当天或次日要吃的肉，存放在冷藏室里温度最低的位置，即底部
奶酪	奶酪应密封在透气包装材料中储存，奶酪纸是最佳选择
鱼	鱼最多可存放在冷冻柜内半年，其中脂肪含量高的鱼肉最好不要超过 3 个月
咖啡	冷冻柜用来存放磨碎的咖啡豆再好不过了，能全方位保持其烘焙香味，但要注意密封
主食	烹调过的主食，过一段时间会变干变硬，但是温度足够低的冷冻室，可以阻止此过程。放入冷冻室前，用保鲜袋封口保存。取出来用微波炉化冻，柔软新鲜如初
罐头	铁制罐头一旦开封就要更换器皿，避免氧化变质。酱料开封后也需放入冷藏室，玻璃保鲜盒是不错的安全选择
自榨果汁	可以放在保鲜袋里密封后置于冷冻柜

食物存放在冰箱里就不会坏了吗？

食物放入冰箱中当然不是放进了保险箱,如果存放不当,食物可能会比常温下更容易变质。所以家长们要好好学习如何使用冰箱。

冰箱装载,8 分就好

食物大约占整个空间的 8 成就好,这样能确保冰箱内的冷空气能顺利循环对流,不仅能省电,还能让食物常保新鲜。

密封袋保鲜盒,封住新鲜美味

除了做好定期清洁,买回来的食材可以通过保鲜袋分装,延长食物的新鲜度。切记不要来来回回解冻,除了当天要吃的食物外,其余最好分成一份份适量的包装,一次就拿一包解冻。

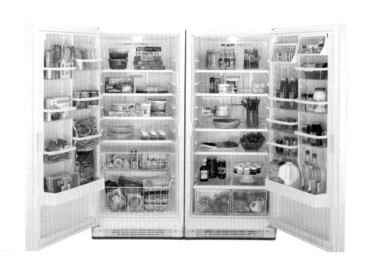

以下食物不宜放入冰箱

根茎类蔬菜

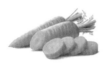

皮质厚实的土豆、胡萝卜、南瓜、冬瓜、洋葱等在室温下存放即可。另外，黄瓜、青椒长时间放在冰箱里也容易变黑、变软。

热带水果

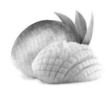

香蕉、芒果等热带和亚热带水果对低温适应性差，如放在冰箱里冷藏，反而会冻伤水果，影响口感。

腌制肉

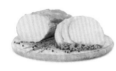

腊肉、火腿等肉类腌制品适合放在阴凉通风的地方。如果把它们放进冰箱，因为湿度太大，容易出现哈喇味，反而缩短了储藏的时间。

巧克力

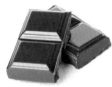

长时间冷藏，表面会析出白霜，质地会变粗糙，更利于细菌繁殖。

药材

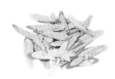

药材放入冰箱，不但细菌易侵入药材内，而且易受潮，破坏药材药性。

超过保质期的食品，
到底还能不能吃？

保质期内，企业负责

食品保质期其实是食品的生产厂家做出的一种保证,保证在这个时间内,只要按照规定的方式保存,这个食品在品质上不会坏,在安全性上也不会有问题。这个保证是具有法律意义的。保质期内,商场可以合法销售,消费者可以放心食用,有任何质量问题,由生产者负法律责任。但过了保质期之后,万一出现食品安全问题或品质明显下降的情况,生产厂家就不负法律责任了。

保质期外，自己负责

食物变质是一个逐渐发生的过程,不可能在过保质期的前1秒还好好的,过了保质期就突然变质得不能吃了。

所以,超过保质期的食品,在一定时间内仍然是可以食用的,但如果发生食品安全问题,生产企业不担责,消费者自负责任。

怎样避免
2～5岁儿童挑食偏食？

2～5岁是儿童培养良好饮食行为和习惯的关键阶段,挑食偏食是常见的不良饮食习惯。此时,需要家长们适时正确地引导和纠正。

与儿童一起进食

家长要以身作则、言传身教,并与儿童一起进食,可以起到良好的榜样作用。

选择多样健康食物

鼓励儿童选择多种食物,引导其选择健康食物。

创造新鲜感

对于儿童不喜欢吃的食物,可以通过改变烹调方法或盛放容器,也可采用重复小分量供应,鼓励尝试,并及时给予表扬,不可强迫喂食。

增加能量消耗

通过增加儿童身体活动量,增加能量消耗,增进食欲,提高进食量。

不以食物为奖惩

家长应避免以食物作为奖励或惩罚的措施。

在这个阶段，
应培养儿童哪些好的饮食习惯？

按时定位进食，食前有准备

进食前，告诉孩子要吃饭了，要求他们洗好手，坐在自己的小椅子上。吃饭时切忌放任幼儿端着碗到处走，边玩边吃。每顿饭应有大致的时间限制，既要求幼儿细嚼慢咽，又不要拖得太久，应该专心吃饭。

食定量，控制零食

除了三餐和1～2次点心之外，要控制零食，使幼儿养成吃好三餐的好习惯，教育幼儿不要贪食，以免消化不良。

不偏食

偏食是一种不良的饮食习惯，不仅影响幼儿的健康，而且形成固定的口味之后，长大成人也难再调整。

注意饮食卫生和就餐礼貌

注意饮食卫生，如食前洗手，食后漱口，不吃不清洁、不新鲜的食物，不喝生水，不捡掉在桌上或地下的东西吃，使用自己的口杯、餐具等。自幼儿上桌开始，就应培养良好的就餐礼仪，如咀嚼喝汤时不应发出大的声音，夹菜时不可以东挑西拣，不浪费饭菜等。特别是要懂得谦让，不应把好吃的独占。

在这个阶段，
家长对孩子的食物教育有多重要？

食育是为培育出健全的身心和丰富的人性的基础性教育，食育对儿童的身心成长以及人格的形成都有着很大的影响。

2~5岁儿童刚刚开始认知世界，求知欲强，最容易从家庭中学习到各种知识，也最容易塑造良好习惯，所以这个时候家长的教育非常重要。

*K*nowledge 儿童食物教育的重要性有哪些？

形成科学的饮食习惯，塑造强健的体魄

科学的饮食习惯应该在幼年形成，并影响人的一生。注重儿童良好饮食习惯的养成，营养餐注重平衡搭配，防止偏食。

建立完善的常识体系

很多孩子对五谷杂粮认不全，也有很多孩子不懂得为什么不能无限制地喝饮料，这些都需要家长们的食物教育，将食品科学、营养学、食品安全等常识性知识潜移默化地融入生活中，让孩子建立基本的知识素养。

传承"食"文化

通过食育活动让孩子亲自动手参与制作食物，了解食物产生的过程，加深大家对自然的恩惠以及对从事食品相关工作的人们的感激之情，构筑食品消费者和生产者之间的信赖关系；给孩子讲我们中国与食物有关的历史小故事，注重中华传统饮食文化的传承。

如何教育孩子认识食物？

鼓励儿童参与食物选择制作

在保证安全的情况下,鼓励儿童参与家庭食物的选择和制作,帮助儿童了解食物的基本常识和对健康的重要意义,增加对食物的认知,减少对某些食物的偏见,学会尊重和爱惜食物。

可以带孩子一同去市场选购食物,辨识应季蔬菜,尝试自主选购蔬菜。

让孩子参与家庭食物的准备过程,参与一些力所能及的劳动,体会参与的乐趣。

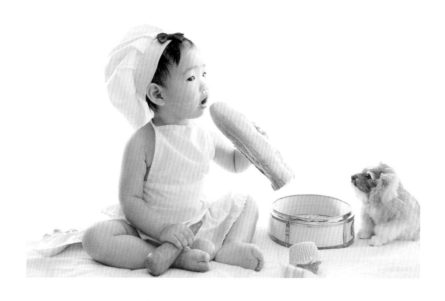

到农田观察、种植和采摘

节假日可以带儿童去农田认识农作物,参与种植植物,观察食物的生长过程,亲自采摘食物等,可以激发孩子对食物的兴趣,享受劳动成果。

讲解饮食文化小故事,寓教于乐

每逢端午、元宵、中秋等与特色美食有关的节日,可以借此向孩子讲述历史小故事,让其了解中国的饮食文化。

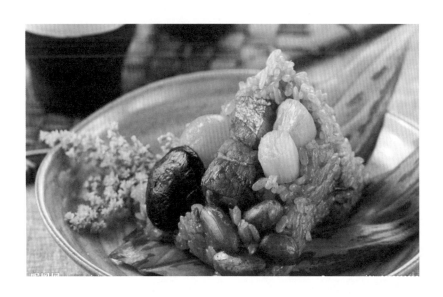

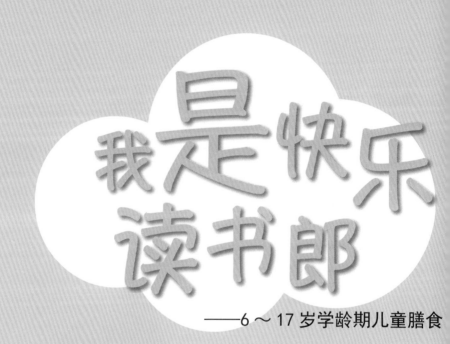

我是快乐
读书郎

——6～17岁学龄期儿童膳食

认识 6～17 岁
学龄儿童膳食

6～17 岁学龄儿童
生长发育特点是什么？

6～17岁学龄儿童正处于在校学习阶段，生长发育迅速，对能量和营养素的需要量相对高于成年人，保持充足的营养是学龄儿童智力提高和正常发育乃至一生健康的物质保障。由于其消化系统结构和功能还处于发育阶段，需要特别注意一日三餐的合理安排和规律，避免高能量、高糖、高盐类食品。

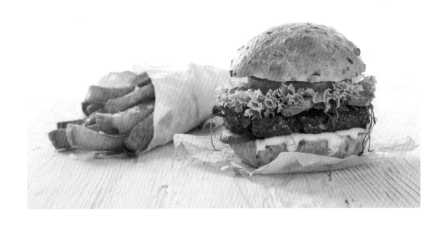

114

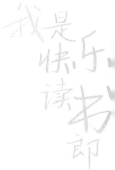

如何判断6～17岁儿童的营养状况？

适宜的身高和体重增长是儿童营养均衡的体现。《中国居民膳食指南（2016）》采用分性别和年龄的身高来判断学龄儿童的营养状况，见下表。

我国6～17岁学龄儿童生长迟缓判别标准（身高，单位为厘米）

年龄（岁）	男生	女生
7	≤ 111.3	≤ 110.1
8	≤ 115.4	≤ 114.5
9	≤ 120.6	≤ 119.5
10	≤ 125.2	≤ 123.9
11	≤ 129.1	≤ 128.6
12	≤ 133.1	≤ 133.6
13	≤ 136.9	≤ 138.8
14	≤ 141.9	≤ 142.9
15	≤ 149.6	≤ 145.4
16	≤ 155.1	≤ 146.8
17	≤ 156.8	≤ 147.3

安排 6 ～ 17 岁学龄儿童膳食需要遵循什么原则？

《中国居民膳食指南（2016）》对6～17岁儿童膳食的建议是：

- 三餐合理，规律进餐

- 培养健康饮食行为，合理选择零食

- 足量饮水，不喝含糖饮料

- 不偏食节食，不暴饮暴食

6～17岁儿童应清淡饮食，少在外就餐，少吃含能量、脂肪或糖高的快餐。

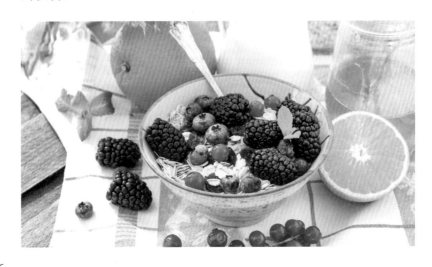

对这个阶段的儿童
最好的食物有哪些？

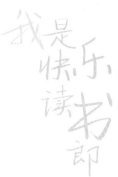

　　这个阶段的儿童生长发育迅速,对能量和营养素的需要量相对高于成年人,因此能为儿童提供优质蛋白、丰富维生素和矿物质的食物都是最好的食物,例如含钙丰富的奶及奶制品、大豆及大豆制品,含铁丰富的食物,如瘦肉等,含维生素C丰富的食物,如新鲜蔬菜和水果等。

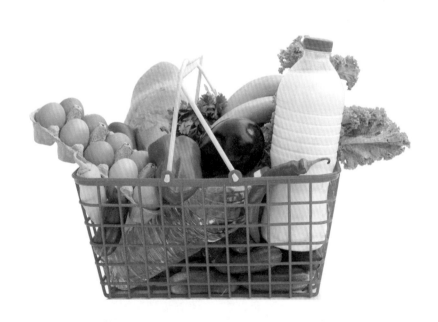

有机食品
真的有那么好吗？

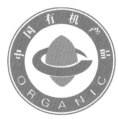 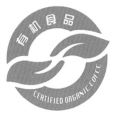

有机食品

　　有机食品就是按照有机产品的标准进行生产、加工、销售的供人类消费、动物使用的产品。

 安全性更有保障

　　相比普通食品，有机食品对生产过程的控制非常严格，对选种、农药等化学产品的使用、场地的选择等都更为严格，因此它比普通食品在安全性上更有保证。

 营养上并无分别

　　国内外多项研究证明，有机食品在营养方面与常规食品并没有什么差别。

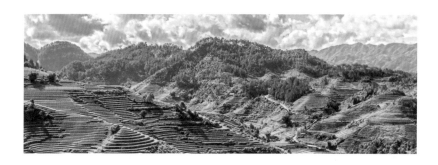

对于超重肥胖的儿童应如何调配饮食，能过度节食吗？

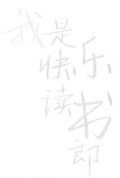

对超重肥胖儿童进行饮食控制之前，务必将肥胖的危害和节食的道理耐心而详细地告诉孩子，以得到他们的配合，这一点对于饮食调配能否顺利进行有着关键作用。

对于超重肥胖的儿童，总的饮食调配原则是应限制能量摄入，同时要保证生长发育需要，使他们食物多样化，维生素充足；不给刺激性调味品；食物宜采用蒸、煮或凉拌的方式烹调；应减少容易消化吸收的碳水化合物（如蔗糖）的摄入，不吃糖果、甜糕点、饼干等甜食，尽量少食面包和土豆；少吃脂肪性食品，特别是肥肉；可适量增加蛋白质饮食，如豆制品、瘦肉等。然而，并不是一提减肥就一点糖及含糖食品都不能吃，要避免极端地限制热量。极端的饮食限制会给儿童造成心理上的压抑，引起孩子的抵触。

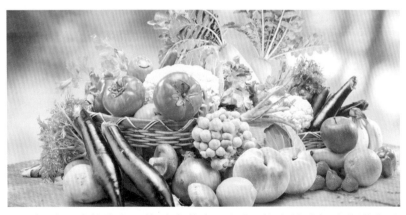

超重肥胖的儿童不能过度节食，否则可能会导致新陈代谢紊乱和疾病的产生。

哪些零食允许6～17岁儿童经常食用，哪些是限制食用的？

 可经常食用的零食

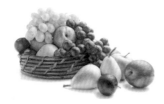

水果和能生吃的新鲜蔬菜（提供丰富的维生素、矿物质和膳食纤维）。

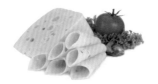

奶类、大豆及其制品（提供丰富的蛋白质和钙）。

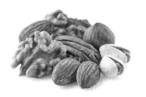

坚果（提供蛋白质、多不饱和脂肪酸、矿物质和维生素E）。

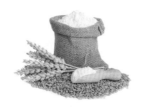

谷类和薯类等。

应当限制食用的零食

油炸、高盐、高糖的食品不宜做儿童零食，少喝或不喝含糖饮料。

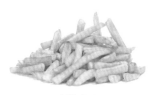

油炸食品

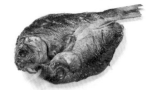

高盐食品

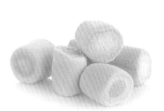

高糖食品

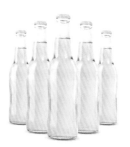

含糖饮料

我国如何保障 6 ~ 17 岁儿童的食品安全？

校园周边的食品安全问题是影响学龄儿童健康的最大隐患。

 ### 开展专项整治

2014年8月，国家食品药品监督管理总局印发《关于开展儿童食品和校园及其周边食品安全专项整治工作的通知》，部署各地食品药品监管部门以校园及其周边200米范围为重点区域，以主要面向学生经营食品的食品（杂）店、餐饮服务单位等儿童食品经营单位为重点场所，开展儿童食品和校园及其周边食品安全专项整治工作，加大监督检查和执法力度，有效排查校园周边食品安全隐患。

 ### 实施抽检

自2014年起，我国将学校食堂、小食杂店等儿童容易接触到不安全食品的场所纳入抽检监测范围。同时，将儿童消费量较大的乳制品、冷冻饮品、糕点、膨化食品、果蔬饮料、蛋白饮料、方便食品等食品列为高风险或较高风险食品，加大抽检监测频次，对发现的食品安全问题及时依法开展核查处置，防控食品安全风险。

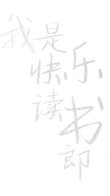

 # 什么是"辣条"？它对儿童身体产生的危害主要是什么？

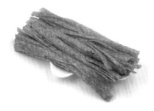

辣条

　　辣条,学名为"调味面制品",指以小麦粉为主要原料,经配料、挤压熟制、成型、调味而成的即食食品。

　　这类产品主要在中小学校周边销售,青少年儿童特别是中小学生是主要消费群体。国家食品药品监督管理总局经过专项监测发现,"辣条"存在超范围、超限量使用食品添加剂及菌落总数超标等问题。

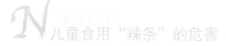

儿童食用"辣条"的危害

摄入食品添加剂过量

　　儿童摄入的食品添加剂过量,会使儿童脏器负担过重,使得脏器功能受损。

摄入钠盐过量

　　辣条中的钠盐含量很高,吃多了会造成钠盐摄入过量,使儿童容易患上高血压等疾病,还会对孩子的味蕾产生影响,使孩子的口味偏重,对将来的生活习惯也会造成不良影响。

含油量高,易氧化变质

　　辣条都含有大量的油,包装破损后,油极易见光氧化,氧化后通常会有哈喇味,如果孩子吃下去将会危害身体健康。

儿童为什么
不宜多吃膨化食品？

 ### 影响正常饮食，造成脂肪积累

膨化食品虽然口味鲜美，但从成分结构看，属于高油脂、高热量、高盐、高味精、低粗纤维的食品，孩子大量食用膨化食品，会影响正常饮食，并容易造成脂肪积累，出现肥胖。

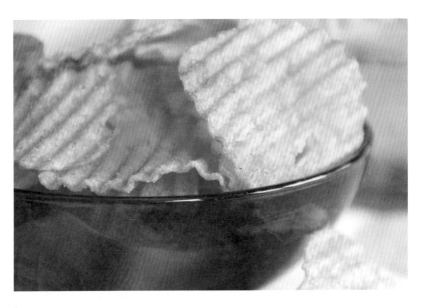

增加心血管疾病和高血压风险

膨化食品高盐、高味精的状况也易使孩子成年后罹患高血压和心血管病的概率增加。

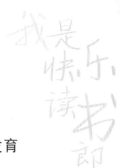

 ## 膨化食品中含铝，过量食用影响智力和身高发育

膨化食品中需要使用食品添加剂膨松剂，其中明矾是最常用的一种膨松剂，明矾中含有金属铝。过量食用铝会影响儿童智力发展和身高，铝在人体内不断累积会引起神经系统病变，干扰人的思维、意识和记忆力，导致儿童认知障碍、思维能力下降，上课注意力不集中，多动，严重时会影响孩子终身健康。铝过量还可导致沉积在骨骼中的钙流失，抑制骨生成，发生骨软化症。

2012年国家食品安全风险评估中心发布的《中国居民膳食铝暴露风险评估》中指出，膨化食品对我国7～14岁儿童膳食铝摄入的影响较大，GB 2760—2014《食品安全国家标准 食品添加剂使用标准》中禁止膨化食品中使用含铝的食品添加剂，但家长们还是要注意限制孩子吃膨化食品，并以身作则，自己也少食用膨化食品。

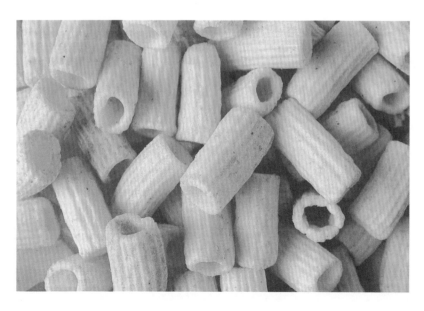

市场上的"速成鸡"都是激素催成的吗？

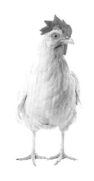

"速成鸡"的真名

"速成鸡"的真正名字叫"大块型白羽鸡"，所谓速成，是相对于过去传统的肉鸡品种，出笼更快，平均出笼时间在40天左右。

 白羽鸡是选育成果，不是激素催大

白羽鸡的出现是现代良种选育技术和先进的饲料技术的成果，完全不用激素催大，是目前世界上使用最广泛的肉鸡品种。因此，家长们不用担心孩子多吃白羽鸡会导致性早熟等问题。

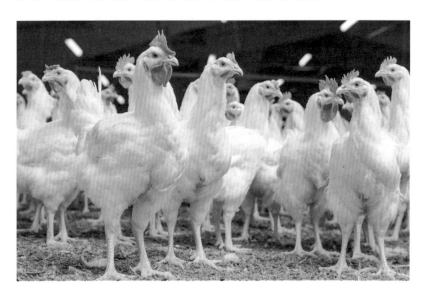

儿童经常吃
火腿肠好吗？

很多儿童喜欢吃火腿肠,那么火腿肠对儿童身体有影响吗？正规企业生产的火腿肠基本能够保证卫生安全问题,但是长期食用火腿肠会使儿童摄入过多的钠和亚硝酸盐。

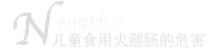

儿童食用火腿肠的危害

钠摄入过多

火腿肠的盐含量高,容易让长期食用的儿童钠摄入过多,增加成年后罹患高血压和心脏病的风险。

亚硝酸盐有致癌风险

火腿肠中食品添加剂亚硝酸盐含量较高,长期大量食用含亚硝酸盐的食物有致癌的隐患。

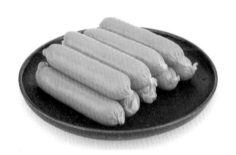

因此,家长应尽量让孩子减少食用火腿肠的频率和数量,同时,为避免亚硝酸盐带来的危害,可以有意识地让孩子多摄入蔬菜和水果,因为其中的维生素C可以抑制亚硝酸盐的活性。

选购与食用

孩子自己买零食，
家长应教会他什么？

6～17岁孩子会自己购买零食了，家长应该提前教会孩子如何选购零食。

去哪里买？

教会孩子买零食的渠道，要到正规的超市、便利店购买预包装零食，尽量不要在街边或小摊贩那里购买零食。

能买哪些？

告诉孩子哪些零食尽量不要买，为什么不要吃，对身体有什么危害。比如含糖饮料，很多孩子都爱喝，甚至用饮料替代饮用水，这个时候，家长应及时教育孩子含糖饮料对身体的危害。

如何挑选？

教会孩子读懂零食包装，学会看食品标签，比如生产企业信息，生产日期，保质期信息，食品配料表信息等。

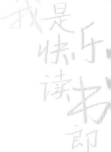

应教会孩子读懂
食品包装标签中的哪些内容？

生产日期、保质期

学会看食品的生产日期、保质期，尽量挑新鲜的买。一般来说，食品存放时间越长，对人的危害性也随之增大，营养也随之下降。

名称、类别

看食品类别。说明上要标明食品的类别，类别名称必须是国家许可的规范名称。

配料表

看原料排序。根据国家相关规定，配料表中所列各种原料要按照由多到少的顺序排列，这样可以轻松判定食品的性质。

看原料分类。看使用了哪些食品添加剂。

营养成分

食品营养成分表会提供能量、蛋白质、脂肪、碳水化合物和钠5种基本营养素的含量，对于超重肥胖儿童，应该注意选择低能量、低脂肪含量的食物，另外，还要关注钠的含量，高钠高盐的食品对孩子身体不好。

过敏信息

如果孩子对某些食物过敏，则要特别注意关注配料表或者企业单独标示的过敏原信息，是否有孩子易过敏的成分。一定要教会孩子自己阅读和关注，误食过敏食物对孩子危害很大，甚至有生命危险。

如何教会孩子
合理选择快餐？

如果孩子需要在外就餐,家长要提前教会孩子合理选择快餐。

水果蔬菜都是宝, 油炸甜食少吃好

尽量选择含蔬菜、水果相对比较丰富的快餐,少吃含能量、脂肪或糖高的食品。

这顿吃得太油腻, 下顿肉就要减少

如果某餐食用油炸食品比较多,则要教育孩子在其他餐次中减少主食和动物性食物的摄入量,多吃新鲜蔬菜水果。

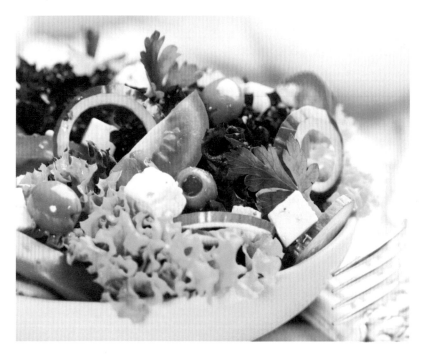

经常吃餐饮外卖，
对孩子好吗？

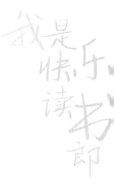

购买餐饮外卖，的确节约了备餐时间，丰富了餐桌上的菜肴种类，但是餐饮外卖对孩子并不好，不宜多食。

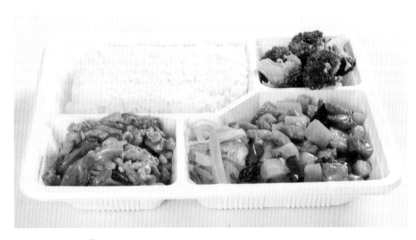

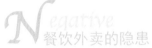

餐馆菜肴口味较重、含油较高

餐馆菜肴在制作过程中通常高油、高盐、高糖、高味精，味道较重，不适宜儿童食用。

配送过程增加安全风险

餐饮外卖不是即食食品，在从餐馆到家的配送过程中可能还会对餐食造成一定的安全影响，增加食品安全风险。

如何为6～17岁儿童
正确烹调膳食？

家长们应尽量使用新鲜食材亲手为孩子烹调三餐食品,三餐不能用糕点、甜食、零食、快餐代替。

要为孩子准备一顿营养充足的早餐,丰富早餐品种,至少应包括以下类别中的3类食物:

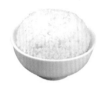

谷薯类
谷类及薯类食物,如馒头、花卷、面包、米饭、米线等。

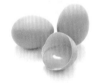

肉蛋类
鱼禽肉蛋等食物,如蛋、猪肉、牛肉、鸡肉等。

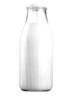

奶豆类
奶及其制品、豆类及其制品,如牛奶、酸奶、豆浆、豆腐脑等。

果蔬类
新鲜蔬菜水果,如菠菜、西红柿、黄瓜、西兰花、苹果、梨、香蕉等。

家长们在为孩子准备正餐时要注意饮食清淡,少放盐、糖或动植物油,并尽可能保持饮食多样化,尽量选择搭配蔬菜、水果。

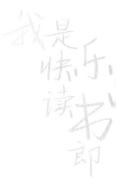

 # 隔夜饭菜
真的不能吃吗？

 ## 蔬菜：尽量不剩

剩蔬菜在储存过程中维生素等营养成分丢失严重，并且蔬菜中硝酸盐容易被微生物利用而转变为亚硝酸盐。剩蔬菜24小时之内所产生的亚硝酸盐不会对人体产生危害，但超过24小时以后，产生的亚硝酸盐对人体有一定的危害。因此，不是隔夜菜不能吃，但最好尽快吃完，尽量不剩。

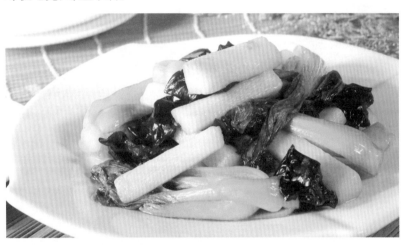

 ## 肉类：充分加热，避免反复加热

剩肉类，基本无需考虑亚硝酸盐的问题，但也要注意微生物的繁殖问题。再次食用时，一定要充分加热，且一定不要对剩肉多次反复加热，吃多少就热多少。

所有的隔夜饭菜都应在放凉之后，分装放入冰箱中保存。

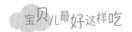

 # 如何禁止
儿童饮酒？

　　家长不应让儿童尝试饮酒，并尽量说服家庭成员少饮酒，避免误导儿童对饮酒放松警惕。要教育儿童饮酒的危害，特别是儿童聚会、聚餐中要引导儿童避免饮酒，预防酒精滥用。

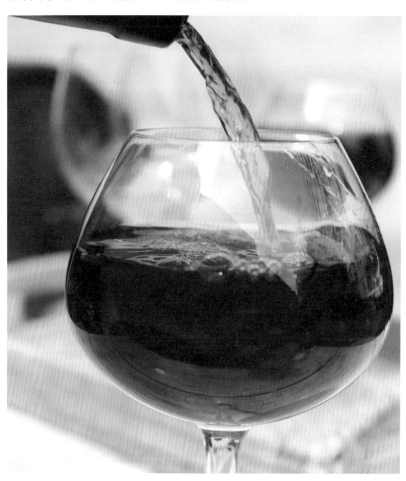

为什么应该鼓励儿童
参与食物的准备与烹饪？

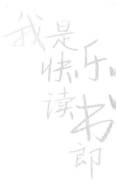

 养成健康饮食行为

家长应鼓励孩子参与食物的准备和烹调,学习餐桌礼仪,让儿童学会珍惜食物,并适时地帮助他们了解食物和营养的相关知识,养成健康的饮食行为。

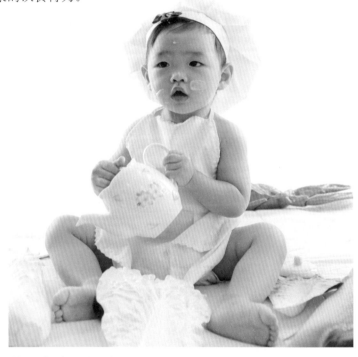

 增加家庭温馨感

家长和孩子可以营造轻松快乐的备餐环境和就餐环境,增加家庭的温馨感,享受家人团聚的快乐,有利于促进孩子对食物更好地消化和吸收,享受食物的味道和营养。

在这个阶段，应培养儿童哪些好的饮食习惯？

 饮食多样化，营养齐全

家长应该培养孩子饮食规律，保持饮食多样化，保证营养齐全，并做到清淡饮食。

 三餐定时定量，细嚼慢咽

一日三餐时间固定，做到定时定量，进餐时细嚼慢咽。

 重视早餐

吃好早餐，并保证早餐的营养充足，每天喝300毫升的奶及奶制品。

 足量饮水，不用饮料替代

每天足量饮水，6～10岁儿童每天应喝800～1000毫升水，11～17岁儿童每天应喝1100～1400毫升水，不能用饮料替代水。

 合理选择零食，养成良好饮食习惯

合理选择零食，不能用零食代替正餐；不偏食节食，不暴饮暴食。

 儿童不应饮酒

提高儿童对饮酒危害的认识，不让儿童尝试饮酒，加强对儿童聚会、聚餐的引导。